읽기만 해도 몸에 좋은 **읽는**
비타민

읽기만 해도 몸에 좋은 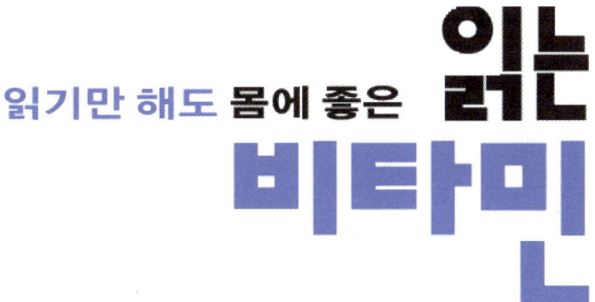 읽는
비타민

의학박사 **한지엽** 편저

ⁿBook

추천사_

아무리 비싼 비타민제라고 해도 제대로 알고 적절하게 복용하지 않으면 오히려 몸에 해롭지요.

아무리 몸에 좋은 것을 먹고 마셔도 마음이 즐겁지 않으면 건강한 몸을 가질 수 없는 것처럼, 건강이란 즐거운 마음과 바른 지식에서 비롯됩니다.

아는 게 병이란 말이 있긴 하지만, 그것은 잘못 알고 있을 때 병이 될 수도 있다는 뜻이라고 생각합니다. 제대로 알기만 한다면, 모르는 게 병이지 아는 게 병일 리가 없지요.

올바른 건강 상식을 갖고 그것을 실천에 옮기는 것이야말로 그 어떤 보약이나 운동보다 우선되어야 할 부분이라고 하겠습니다.

일선의 전문의로서 정확한 의학 정보를 바탕으로 일반인들이 쉽게 읽을 수 있으면서도 건강의 기초를 쌓을 수 있는 이러한 책을 내놓은 한지엽 박사의 노력에 격려를 보냅니다.

신바람 건강박사

황 수 관

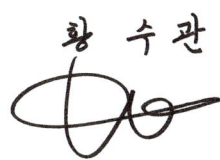

머리말 _

상식이란 무엇일까요?

상식의 사전적인 의미를 보면, '전문적인 지식이 아닌, 일반인이 가지고 있거나 또는 가지고 있어야 할 일반적인 지식·이해력·판단력'이라고 되어 있습니다. 누구나 흔히 알고 있는 지식이라는 말이겠지요.

하지만 상식이란 그냥 만들어진 것이 아닙니다. 전문가들의 지식이, 혹은 많은 사람들의 경험이 모여 보통 사람들도 쉽게 기억하고 이해할 수 있도록 간략하게 만들어진 정보의 조각들인 것입니다.

우리가 구구단이라는 형식을 머리에 외우고 있기에 각종 곱셈과 나눗셈, 나아가 어려운 미적분까지 술술 풀어낼 수 있듯이, 상식이라는 조각들은 우리가 어떤 행동이나 결정을 할 때 신속하고도 합리적인 결론을 내리는 데 도움을 주게 됩니다. 상식이란 아마도 인간이 지닌 도구 중에서 가장 효율적인 것일지도 모릅니다.

보통 사람들은 약간 몸이 아프다고 해서 병원으로 달려가지 않습니다. 예를 들어, 눈에 티끌이 들어갔다고 해서 안과로 달려가는 사람은 없습니다. 티끌 정도는 곧 눈물과 함께 빠져나온다는 것을 상식적으로 알고 있기 때문입니다. 정좌하고 있다가 일어나려는데, 다리가 저려 꼼짝할 수 없다고 해서 119를 부르는 일도 없습니다. 상식적으로, 조금만 기다리면 정상으로 돌아온다는 것을 잘 알기 때문입니다. 이렇게 많은 사람들은 의사의 처방에 앞서 평소에 보고 들은 의학적 상식에 많이 의지하고 있는 것입니다.

그렇다면 우리가 지닌 의학적인 상식들이 모두 옳은 것일까요? 물론 우리가 건강을 지키는 데 도움을 주는 상식들도 많습니다. 하지만 낡은 지식에 바탕을 둔 잘못된 상식, 사람들의 입을 통해 전해지면서 왜곡된 상식, 상업적인 수단으로 만들어져 우리를 오히려 혼란하게 만드는 속설들 또한 많습니다.

사람의 건강과 생명을 지키는 의사라는 자리에서, 분명히 옳지 않은 지식임에도 불구하고, '남들이 다 그렇다는데, 그럼 믿어도 되는 거 아녜요?' 하는 막연한 믿음으로 자신의 건강을 알게 모르게 갉아먹고 있는 사람을 보게 되면 안타깝기 그지없습니다. 최근에는 인터넷까지 가세하여 검증되지 않은 의학 지식과 이를 이용한 장사꾼들의 모습까지 보여 걱정스럽기도 합니다.

그런 마음에, 흔히 이야기되는 건강 상식이 과연 의학적으로도 맞는 말인지를 검토하여 알려 주고 싶다는 바람에 이 책을 쓰게 되었습니다.

지구가 쟁반처럼 납작하고 평평한 모습이라는 믿음이 너무나도 당연한 상식이었던 시절에 '지구는 둥글다'라고 외쳤던 아리스토텔레스 같은 선각자에 비교할 바는 아니지만, 정말로 건강에 도움이 되는 새로운 건강 상식을 만들어내는 데 조그마한 보탬이 된다면 더 바랄 바가 없겠습니다.

의학박사 한지엽

CONTENTS

제1장 _ 잘 알고 잘 먹어야 잘 산다

음주 전후엔 간장약? 15

적당히 마시면 술도 약? 18

산모는 매일 미역국만 먹어라? 20

채식하면 건강하다? 22

우리 몸엔 한식이 좋다? 24

제철 식품이 몸에 좋다? 26

아침 식사 전 냉수는 몸에 좋다? 28

자기 전 음식은 백해무익하다? 30

속쓰릴 땐 우유? 32

블랙 커피가 몸에 해롭다? 34

껌을 씹어 충치 예방? 36

끓여 먹으면 안심이다? 38

담배 피우면 살 빠진다? 40

설사에는 굶으라? 42

당뇨병은 단 것을 많이 먹어 생긴다? 44

당뇨병엔 보리밥만? 46

해장술? 48

섞어 마시면 더 취한다? 50

제2장 _ 알수록 건강하다

우황청심환은 만병통치약? 55

일찍 자고 일찍 일어나는 게 최고? 58

삼칠일까지 출입금지? 60

아기는 잠을 많이 자야 정상이다? 62

업혀 자라면 다리가 휘어진다? 64

보행기를 태우면 일찍 걷는다? 66

안경 쓰면 시력이 더 떨어진다? 68

TV 가까이 보면 눈 나빠진다? 70

손톱 반달이 선명하면 건강하다? 72

혈액형으로 성격 파악? 74

스트레스 받으면 머리칼이 빠진다? 76

면도하면 털이 더 많이 난다? 78

여드름은 사춘기의 상징? 80

코피가 나면 머리를 뒤로 젖혀준다? 82

소화되라고 운동한다? 84

한여름 운동은 조심하라? 86

성형수술 하면 당연히 예뻐진다? 88

성장호르몬 맞으면 키가 큰다? 90

제3장 _ 호미로 막을 걸 가래로 막지 말자

건망증 심하면 치매 걸린다? 95

드링크제가 피로를 풀어준다? 98

썬크림은 여름에만? 100

임신 중엔 약 먹지 말라? 102

알칼리성 체질이 좋다? 104

어지러운 건 빈혈 때문이다? 106

마스크로 감기를 막는다? 108

꿈 많이 꾸면 허약 체질? 110

CT 촬영이 제일 확실하다? 112

종합검진했으니 안심이다? 114

CONTENTS

독감예방주사는 꼭 맞아야 한다? 117

가습기는 쓰나마나? 120

가슴이 크면 유방암 위험도 높다? 122

예방주사 맞았으니 안심? 124

예방주사 맞은 후에는 목욕하지 말라? 126

결핵예방, 이젠 옛날 얘기다? 129

콜레스테롤은 적어야 한다? 132

제4장 _ 아는 게 병이다?

혈압약은 혈압 높을 때만 먹는다? 137

목이 뻣뻣하면 고혈압이다? 140

고혈압보다 저혈압이 위험하다? 142

빈혈은 저혈압 때문에 생긴다? 144

B형간염은 술잔으로도 옮는다? 146

허리 디스크는 수술해야 한다? 148

제왕절개가 자연분만보다 안전하다? 151

치질은 수술해야 낫는다? 154

피부병은 무조건 전염된다? 156

비듬엔 머리 자주 감아라? 158

정신병자는 위험하다? 160

정신병은 고칠 수 없다? 162

정신병은 요양이 최고다? 164

귀에 물 들어가면 귓병? 166

양약 오래 먹으면 위 상한다? 169

감기 걸리면 감기약? 172

한약은 부작용이 없다? 174

제5장 _ 어른들이 꼭 알아야 할 것들

최음제는 섹스를 황홀하게 해준다? 179

몽정을 하지 않는 것도 건강 이상? 182

나이 들면 밤에 서지 않는 게 당연하다? 184

심인성 발기부전에는 약이 없다? 186

너무 밝히면 단명한다? 188

성병, 이젠 별 거 아니다? 190

자전거가 발기부전을 일으킨다? 192

정관수술하면 성욕 감퇴? 194

자궁암에 걸리면 섹스도 끝장? 196

복상사는 남자만? 198

찬물로 정력 강화? 201

성기에 손대면 나이 들어 고생한다? 203

출산 뒤에 느낌이 달라졌다? 206

문란하면 자궁암에 쉽게 걸린다? 208

콘돔만 쓰면 안전하다? 210

운동과 약으로 거물을 만든다? 212

조루는 병이 아니다? 214

아무리 봐도 휘었다? 218

부 록 _ 자가 건강진단

과로 자가진단 223

성인병 자가진단 227

정신건강 자가진단 233

1

잘 알고
잘 먹어야 잘 산다

몸에 좋으라고 먹은 것이 병이 될 수도 있습니다. 정말로 내 건강에 도움이 되는
것이 무엇인지 잘 알고 먹도록 합시다.

음주 전후엔 간장약?

　삶의 질과 함께 평균 수명이 길어지면서 건강에 대한 관심 또한 점점 커지고 있습니다. 꼭 나이 지긋한 어르신들이 아니더라도 요즘은 젊은 사람들까지 몸에 해로운 음식이나 습관은 삼가려고 노력합니다.

　그런데 술과 담배는 건강을 해치는 대표적인 요인임을 알면서도 끊어버리기가 대단히 어렵습니다. 그 유혹을 보통 의지로는 이겨내기 힘듭니다. 더구나 담배와는 달리 술의 경우는 사회생활이나 인간관계 때문에 개인적인 의지만으로는 멀리하기 어려운 것이 사실입니다.

　술이 건강에, 특히 간장에 나쁘다는 건 알지만 그렇다고 다들 마시는 분위기 속에서 혼자만 안 마시고 버티자니 눈치 보이고…. 이렇게 건강과 술 사이에서 갈등할 때 손쉽게 떠올리는 것이 간장약입니다. 명색이 간장약이니 간의 피로도 풀어주고, 하여간 좋을 거라고 믿습니다. 심지어는 술자리를 앞두고 사이 좋게(?) 간장약을 나눠 먹는 모습까지 연출되기도 합니다.

　하지만 결론부터 말하자면 간을 보호한다고 술을 먹기 전후에 간장약을 먹으면 간이 약물까지 흡수하고 분해해야 하므로 간에 더 큰 부담을 주게 됩니다. 간장약이 아니라 다른 약들도 일반적으로 술과 함께 먹는 것은 좋지 않습니다.

술 마시기 전후가 아니라도 단순히 간장약을 먹어 간장이 좋아질 거라는 믿음은 버리는 것이 옳습니다. 현재 시판되는 간장약은 일반적으로 대사활동을 개선해 간기능을 간접적으로 촉진시키는 것이지, 직접적으로 혹은 근본적으로 치료하는 약이 아니기 때문입니다.

특히 만성 간 질환자나 말기 간 질환자에게 간장약은 전혀 쓸모가 없다고 봐도 좋습니다. 간 질환에 약물을 이용한다는 것은 특수한 상황을 제외하고는 거의 의미를 갖지 못합니다. 일단 간 질환이 생겼다면 치료를 위해 충분한 안정을 취하고 식이요법과 규칙적인 배변에 신경 쓰는 것이 중요합니다.

그런데도 간 질환에 대한 염려와 약국에서도 누구나 쉽게 구할 수 있다는 점 때문에 간장약이 맹목적인 과신으로 남용되고 있습니다. 정말 어쩔 수 없이 술을 마셔야 한다면 차라리 간장약 대신 안주를 잘 챙겨 드시기 바랍니다. 간장약은 보조제일 뿐입니다. 또한 시중에 나와 있는 간장약들이 모두 엇비슷해 보이지만 실은 제각기 조금씩 다른 특성을 갖고 있으므로 의사와 상담하여 선택하는 것이 좋겠습니다.

〈건전음주관리 10계명 (한국음주문화연구센터 발표)〉

1. 술을 마실 때는 즐거운 분위기에서 동료와 함께 웃고 이야기하며 마신다. 스트레스를 풀려고 마셔서는 안 된다.

2. 술을 억지로 마시지 않으며, 동료에게 억지로 권하지도 않는다.

3. 급히 마시지 않고 시간을 두고 천천히 마신다.

4. 1차에서 끝내자. 2차를 갈 수밖에 없는 상황이라도 중간에 한 시간 이상 비알코올 음료를 마시며 쉬는 시간을 갖는다.

5. 안주가 없는 음주는 삼가야 한다. 영양가 있는 음식을 술을 마시기 전에 먹거나, 먹으면서 마셔야 한다.

6. 음주량은 가능한 한 각 주종별 표준 잔으로 한두 잔을 넘지 않도록 하는 것이 좋다. 이는 맥주, 소주, 와인, 양주의 경우 모두 마찬가지다.

7. 늦어도 마지막 대중교통수단을 이용하여 집으로 갈 수 있는 시간에 술자리를 끝내도록 한다.

8. 매일 계속해서 술을 마시지 않는다. 최소한 1주일에 2일은 '술 없는 날'로 정한다.

9. 다른 약물(진통제, 수면제, 안정제, 당뇨약 등)과 함께 마시지 않는다.

10. 독한 술은 희석시켜 마신다.

적당히 마시면
술도 약?

　퇴근하고 집에 돌아온 김 씨는 언제나 그렇듯이 소주 한 잔을 놓고 저녁 식사를 합니다. 매일 술을 거르지 않는 남편이 못마땅해 아내가 한 마디 하지만 꿈쩍도 안 합니다. "밖에서 2차, 3차까지 퍼마시는 사람들이 얼마나 많은데, 나는 그 사람들에 비하면 양반이지." 게다가, 다른 애주가들처럼 이럴 때 김 씨도 꼭 써먹는 말이 있습니다. "술도 적당히 먹어주면 약이라고."

　분명 학계에서 그런 연구 결과가 나오기도 했지만, 많은 사람들이 그 전후맥락을 제대로 이해하지 않은 채(혹은 일부러 외면하고) 듣기 좋은 부분만 골라서 술을 마시기 위한 핑계로 둘러대고 있습니다. 그러나 정말로 건강에 대해 조금이라도 관심이 있다면 사실을 정확히 받아들일 필요가 있습니다.

　사람들로 하여금 약간의 술이 건강에 도움을 준다고 믿게 만든, 학계에서 내놓았던 의견의 근거는 30㎖ 가량의 극히 소량의 알코올이 관상동맥질환에 도움을 줄 수 있다는 연구 결과였습니다. 관상동맥질환이 무엇인가 하면, 심장 주변을 둘러싼 혈관에 문제가 생겨 심장 근육에 충분한 혈액이 공급되지 못하는 질환입니다.

그런데 술을 보약이라고 믿고 마시는 사람들이 모두 관상동맥질환자는 아닐 것입니다. 또한 관상동맥질환에 가장 적절한 치료 방법도 알코올이 아님은 물론입니다. 담배를 끊고, 충실하게 식생활을 관리하고 꾸준히 운동을 해줌으로써 혈압과 체중을 조절하는 것이 훨씬 유익한 방법입니다. 그런데 이런 노력들은 제쳐두고 또다른 병을 불러올지 모를 술에 의존해 병을 치료하려고 한다는 것은 아이러니가 아닐 수 없습니다.

우리나라 40, 50대 중년 남성의 사망 원인을 살펴보면 대부분 술이 악영향을 끼쳐 발생하는 것들로, 암, 간 질환, 뇌혈관질환, 교통사고(그 중에서도 음주운전) 등이 가장 높은 순위를 차지하고 있습니다. 관상동맥질환에 도움이 된다는 알코올의 양은 또 어떻습니까. 기껏해야 소주 두 잔 남짓 마시면 적정량을 넘어섭니다. 2차, 3차로 이어지는 잘못된 술자리 문화가 아직도 없어지지 않은 지금, 남들과 어울려 소주 한두 잔으로 끝낼 만한 자제력을 가진 사람들이 과연 얼마나 될까요.

이런저런 것들을 따져보면 결국 소량의 알코올이 도움이 되는 사람은 몸의 다른 곳에는 조금도 문제가 없고 앞으로도 그럴 것이라고 확신할 수 있는, 그리고 자제력을 가진 관상동맥질환자라는 결론을 내릴 수 있습니다. 갖은 핑계를 대서라도 술을 마시고 싶은 애주가들의 마음이야 오죽하겠습니까만 조금만 마시면 오히려 좋다는데 하면서 술을 놓지 못하다가는 누구든 술 때문에 큰 낭패를 겪을 수 있음을 명심하시기 바랍니다.

Point

우리나라 40, 50대 중년 남성의 사망 원인을 살펴보면 대부분 술이 악영향을 끼쳐 발생하는 것들로, 암, 간 질환, 뇌혈관질환, 교통사고(그 중에서도 음주운전) 등이 가장 높은 순위를 차지하고 있습니다.

산모는
매일 **미역국**만 먹어라?

적어도 일 년에 한 번씩 생일날에는 미역국을 먹는 것처럼, 아기를 낳고 난 뒤에는 좋든 싫든 간에 미역국을 먹는 것이 관례처럼 되어 있습니다. 그런데 산모들은 대개 미역국을 보름 이상이나 먹기 때문에 나중에는 잘 넘어가지도 않는 것을 억지로 먹는 수가 많습니다. 그래서 심지어 어떤 산모들은 앞으로 미역국은 쳐다보지도 않을 거라고 말하기도 합니다.

이렇게 산모들이 미역국을 거의 의무적으로 먹는 이유는 산모에게 필수적인 영양소를 미역국처럼 풍부하게 함유하고 있는 음식이 드물기 때문입니다. 우선 요오드가 다량으로 들어 있다는 것을 장점으로 들 수 있습니다. 요오드는 신진대사와 혈액순환, 모유 분비를 촉진시키는 역할을 하는, 산모들에게는 없어서는 안 될 성분입니다. 또한 미역에 든 식이섬유는 산후에 생기기 쉬운 변비를 예방하는 데 효과적이며 칼슘은 자궁의 수축과 지혈에 도움을 줍니다.

미역을 반드시 국으로 먹어야 이들 영양소가 섭취되는 것은 아니지만 출산 후에는 다른 장기들과 마찬가지로 위장의 기능도 약해져 있어 다른 음식 형태보다는 국이 가장 소화하는 데 부담이 적습니다. 딱딱하고 자극적인 음식이나 찬 기운이 있는 음식을 삼가야 한다는 것은 산후 식생활의 기본적인 원칙이기도 합니다.

하지만 수십 일 동안 세 끼 모두를 미역국만 먹어야 한다면 질리는 것은 물론이고 영양적으로 불균형한 상태가 될 것입니다. 게다가 산모는 아기에게 모유를 먹여야 하므로 하루에 약 2,000kcal가 필요한 일반 성인에 비해 30%가량 더 많은 열량을 필요로 합니다. 따라서 가끔씩은 곰국 같은 고단백 영양식으로 보충해주거나 개운하게 끓인 해물탕, 삶은 야채, 흰살 생선 등으로 입맛을 돋워주는 것이 좋습니다.

이렇게 말하면 누군가는 산모가 미역국만 먹어야지 다른 음식을 먹으면 어떡하느냐고 물을지도 모르겠습니다. 그러나 우리나라 사람들이야 생일날 미역국을 먹는 데다가 종종 무침이나 볶음, 냉국 등으로도 만들어 먹기 때문에 미역이 상당히 친숙한 식품이지만, 사실 전세계적으로 미역을 먹는 나라는 우리나라를 비롯해 중국, 일본 등 몇 곳에 지나지 않습니다. 서구 등지에서는 미역을 그저 바다의 잡초 정도로 여기고 있으니까요.

이 한 가지만으로도 미역국이 산모들이 반드시 먹어야 하는 음식은 아니라는 사실을 알 수 있습니다. 그렇지 않다면 미역국을 모르는 나라의 산모들은 모두 어딘가 문제가 생겨야 할 것입니다. 미역국이 산모에게 더없이 훌륭한 음식이라는 점은 두말 할 나위가 없지만, 지나치다 싶을 만큼 미역국만을 고집해 식사를 고역으로 만들 필요는 없습니다.

채식하면 건강하다?

요즘 우리 사회의 건강에 대한 관심은 건강식, 채식에 대한 관심으로 이어지고 있습니다. 채식을 권장한 한 방송사의 다큐멘터리는 열풍이라고 불러도 좋을 만큼 대단한 반응을 불러일으키기도 했지요. 여기저기서 채식, 채식, 하다 보니 주부들은 가족 건강을 위해 식단에서 육류를 빼야 하는지 고민에 빠지지 않을 수 없습니다. 채식만으로도 과연 가족들에게 필요한 영양소가 완벽하게 공급될지….

일반적으로 채식을 통해 동맥경화, 고혈압, 당뇨병 등 각종 성인병을 줄일 수 있다는 견해는 널리 인정되고 있습니다. 하지만 이것이 채식만이 건강을 지키기 위한 최상의 식사법이라는 이야기는 아닙니다. 누구에게나 채식이 좋은 것인지, 또한 완전히 채식만 하는 것이 좋은지, 그저 채식 위주로 육류를 곁들이는 것이 좋은지 생각해볼 필요가 있습니다.

이와 관련해 2003년 초에 독일의 한 연구소가 발표한 자료가 눈길을 끕니다. 완전 채식주의자, 육류는 먹지 않고 낙농품은 먹는 보통 채식주의자, 가끔은 육류도 먹는 채식주의자 2천 명을 대상으로 조사한 결과에서, 이들 채식주의자들의 사망률이 일반인 100명 사망 당 평균 59명에 불과해 보통 사람들보다 훨씬 오래 사는 것으로 나타났다고 합니다.

그런데 더 흥미로운 점은, 완전 채식주의자 100명 사망 당 보통 채식주의자는 66명, 가끔 육류를 먹는 사람들은 60명 꼴로 사망하는 결과를 보였다는 것입니다. 즉, 육식을 철저히 기피하는 것이 최상의 건강식은 아니라는 사실을 보여준 셈이라고 하겠습니다.

지금처럼 채식이 강조되는 데는 우리의 식단이 서구화되어 육류 섭취가 늘어났다는 배경이 있지만, 아무리 고기를 많이 먹는 사람이라도 세끼를 육류 중심으로 식사하는 서양 사람들과는 차이가 있습니다. 또한 건강관리의 장기적인 측면에서 채식만으로 이루어지는 식사로 인해 결핍되는 영양소를 무시해서는 안됩니다.

특히 성장기 아이들, 청소년의 경우 완전 채식은 바람직하지 않습니다. 성장기의 필수적 영양소를 모두 채식으로 얻기는 힘들기 때문입니다. 하루 단백질 권장량이 일반 여성의 여섯 배에 달하는 임산부 역시 그 많은 단백질을 식물성 식품만으로 섭취하는 데는 무리가 있습니다. 간 기능이 저하된 사람들에게도 동물성 단백질은 중요한 영양소입니다.

식단에 야채와 채소를 풍성하게 하는 것은 장려할 만하지만 오로지 채식만 하는 것은 옳지 않습니다. 건강과 장수를 위한 가장 올바른 식사법은 골고루 먹는 것입니다. 덧붙여, 육식을 바탕으로 채소를 섭취하는 것보다는, 채식 위주의 식생활에 가끔씩 고기를 섭취하는 쪽이 더욱 바람직하다고 하겠습니다.

우리 몸엔 **한식**이 좋다?

의학이 놀랍도록 발전하고 영양상태도 크게 좋아진 요즘에는 예전과 달리 문화병의 일종인 성인병이 사람들의 건강을 위협하고 있습니다. 성인병을 일으키는 원인은 비만, 운동부족, 스트레스 등 여러 가지가 있지만 무엇보다 가장 큰 위험요소가 되는 것은 잘못된 식생활이라고 할 수 있습니다. 이를테면 지방질과 각종 첨가물의 과잉 섭취, 비타민과 무기질의 부족 등이 문제가 됩니다.

미국의 경우 지방 섭취량을 줄이려고 식생활 개선 운동을 벌이고 있지만 성인병의 천국이라는 오명을 벗지 못하는 실정이며, 식생활이 서구형에 가까워진 우리나라의 중장년층에게도 성인병의 위협은 더 이상 새로운 이야깃거리가 아닙니다.

어른들의 성인병이 잘못된 식생활에 큰 영향을 받는 것처럼 어린이 성인병과 소아 비만 역시 일상적인 패스트푸드 섭취가 주요한 원인이 되는 것으로 알려져 있습니다. 패스트푸드는 열량, 당분은 지나치게 높으면서 비타민과 미네랄 등 우리 몸에 필수적인 성분은 절대적으로 부족하기 때문입니다. 게다가 최근 해외에서는 햄버거 등의 패스트푸드가 마약처럼 강한 중독성이 있다는 연구 결과가 잇따라 발표된 바 있습니다. 패스트푸드가 체내 호르몬 변화를 일으켜 이 같은 식품을 절제하기 어렵게 만든다는 것입니다.

요즘 아이들은 누구나 이런 패스트푸드를 좋아한다고 생각하기 쉽지만 실은 그렇지 않습니다. 어머니가 입맛을 어떻게 길들여놓느냐에 따라 아이는 햄버거보다 된장찌개를 더 좋아할 수 있습니다. 그리고 이런 아이들은 성인이 된 후에도 조미료 맛이 강하게 느껴지는 음식, 패스트푸드, 인스턴트 식품은 꺼리게 됩니다. 다른 사람들보다 성인병의 위험이 줄어들 것은 자명합니다. 조금 번거롭고 귀찮더라도 어머니가 아이들 식단에 신경을 써줘야 하는 이유가 여기에 있으며, 전통적 식단은 그 해답이 될 수 있습니다.

식단이 육류 위주로 되어 있어 지방섭취가 많은 양식에 비해 한식은 상대적으로 식물성 식품의 섭취가 많아 성인병에 걸릴 위험을 낮춰준다고 할 수 있습니다. 식물성 식품의 재료들도 대부분 제철 채소이고, 특히 우리의 대표적인 식품인 김치와 된장 등의 발효식품에는 몸에 유익한 미생물이 많아 한식은 그 자체로 영양식이라고 하겠습니다.

결국 우리의 건강을 제대로 지키기 위해서는 한식 위주의 식단으로 밥상부터 바꿔야 할 필요가 있습니다. 간식도 가능하면 감자, 고구마, 누룽지 등으로 대신하는 것이 바람직합니다. 우리 땅에서 난 농산물을 골고루 먹는 것이 건강의 지름길이라는 옛말이 하나도 틀리지 않는 셈입니다.

제철 식품이 몸에 좋다?

　요즘에는 농업기술이 발달해서 사계절 어느 때나 거의 모든 채소와 과일을 접할 수 있습니다. 어떤 식품을 먹고 싶을 때, 제철이 아니라도 몇 달을 기다리지 않고 먹을 수 있다는 것이 마치 생활의 질을 높이는 것처럼 느껴질 수 있겠으나 건강을 생각하면 그리 달갑지만은 않은 일입니다.

　어떤 식품이 가장 좋은 맛을 내고 영양가도 높아지는 때는 바로 제철을 만났을 때입니다. 제철 식품에는 그 계절을 건강하게 보내기에 적합한 성질이 담겨 있습니다. 재배에 특별한 시설이 필요하지 않아서 가격도 부담이 없는 편이지요. 맛과 영양, 가격을 생각할 때 제철 음식은 그 계절의 최고 건강식이라고 할 수 있을 듯합니다.

　이를테면, 온몸이 노곤하고 하품만 나오는 봄에는 달래, 냉이 등의 나물이 입맛을 돋우고 춘곤증을 달래는 데 도움을 줍니다. 여름에는 각종 채소와 과일이 풍부한데 그중 수박과 오이, 토마토 등은 무더위에 시원하게 즐기면서 땀으로 흘려버린 수분과 비타민을 보충하기에 안성맞춤입니다. 어류 가운데 미꾸라지는 여름철 보신용으로 인기가 많지요. 가을, 겨울에도 그 시기의 농산물과 어패류가 사람들의 입맛과 건강을 책임질 수 있습니다.

단순히, 제철 식품의 맛과 영양이 보다 낫다는 이유만으로 제철이 아닌 때의 식품이 좋지 않다고 말하려는 것은 아닙니다. 농산품의 경우 자연 재배와 달리 온실에서 속성으로 재배한 것은 작물이 무르고 약하기 때문에 농약을 많이 씁니다. 그리고 이 농약은 자연 재배시와는 달리 비와 바람에 쓸려나가지 못해 상당량이 그대로 남아있게 됩니다.

이런 문제는 다른 나라에서 자란 먹거리를 수입해 오는 과정에도 똑같이 발생합니다. 오랜 시간 수송되는 동안 변질을 막기 위해 곡류에 살충제와 방부제를 뿌리고, 미처 익기도 전에 수확한 과일에도 각종 약품을 뿌리기 마련입니다. 짧게는 수 일, 길게는 수 개월 동안 약품에 의존해 다른 나라에서 들여오는 식품이 우리 땅에서 나오는 신선한 것들과 비교될 수는 없겠지요. 과자와 빵 봉지에 방부제를 첨가하지 않았다고 써놓은 제품들이 적지 않지만, 애초에 따로 넣지 않아도 될 만큼 원료에 방부제가 들었는지 모를 일입니다.

최근 잘못된 식생활로 인해 고혈압, 아토피 같은 만성 질환자들이 증가하는 추세라고 합니다. 소중한 건강을 지키기 위해 우리는 그동안 눈길을 주었던 화려한 밥상이 아니라 철 따라 모습을 달리하는 소박하고 자연을 닮은 밥상을 차릴 필요가 있습니다. 제철의 맛을 느낀다는 것은 사계절이 뚜렷한 나라에 사는 사람들만 누리는 특권이기도 할 테니까요.

Point

어떤 식품이 가장 좋은 맛을 내고 영양가도 높아지는 때는 바로 제철을 만났을 때입니다. 온실에서 속성으로 재배한 작물은 자연 재배시와는 달리 농약이 비와 바람에 쓸려나가지 못해 상당량이 그대로 남아있게 됩니다.

아침 식사 전 냉수는 몸에 좋다?

인체의 3분의 2나 차지하는 물은 그중 5%만 손실되어도 사람을 혼수상태에 빠지게 만듭니다. 각종 영양분과 노폐물을 운반하고, 체온을 조절하고 소화를 촉진시키며, 관절을 부드럽게 하고 피부를 탄력있게 만드는 등 그 역할도 어느 하나 중요하지 않은 것이 없습니다. 그러나 물이 몸에 꼭 필요한 것이긴 해도 제대로 마셔야만 건강을 이롭게 할 수 있습니다.

우리 몸에서는 각종 대사 과정을 통해 매일 2.5ℓ 정도의 수분이 빠져나갑니다. 따라서 소실되는 만큼 보충해주어야 하는데 이중 0.5ℓ 가량의 수분은 음식물로 섭취되므로 나머지 2ℓ, 즉 여덟 컵 정도는 일부러라도 마셔주어야 합니다. 상당한 양이지만 그렇다고 물을 많이 먹을수록 좋다는 뜻은 아닙니다. 맹물을 지나치게 많이 마시면 혈액속의 나트륨 농도가 떨어져 현기증이나 두통을 일으킬 수 있기 때문입니다.

물을 보충하는 방법으로는 한꺼번에 많이 마시기보다 조금씩 자주 마셔주는 편이 좋습니다. 아침에, 자기 전에, 식사 30분 전에 한 컵씩 마셔주고 그 외의 시간에 조금씩 더 마시면 됩니다. 단, 음식물을 소화시켜야 할 위액이 희석되어 소화에 지장을 줄 수 있으므로, 식사 30분 전부터 식사 후 한 시간까지는 삼가는 것이 바람직합니다.

그런데 주위에는 아침에 일어나자마자 무조건 냉수 한 잔을 마시는 사람들이 의외로 많습니다. 밤새 잠들었던 위와 장을 깨워 활동을 활발히 하게 만들고 기능을 튼튼히 한다는 것입니다. 물론 평소 혈액순환이 잘 되고 위가 건강한 사람들에게는 이것이 별다른 영향을 끼치지 않을는지 모르지만, 모든 사람에게 아침 냉수가 좋다고 할 수는 없습니다.

위가 헐었거나 염증이 있는 사람, 장이 예민한 사람에게는 위통을 가져올 수 있으며 쉽게 설사를 유발합니다. 위장은 본래 따뜻해야 소화 기능이 제대로 유지되는데 아침부터 갑자기 냉수를 들이키면 소화에 지장을 줄 수밖에 없겠지요. 차가운 물은 스트레스를 날려버리는 듯한 기분까지 들게 만들지만, 몸이 부담을 느끼지 않는 적당한 물의 온도는 체온보다 약간 낮은 20~25도 정도입니다.

그래서 냉수가 아닌 보통 온도의 생수라면 또 이야기가 달라져, 너무 차지 않은 맹물은 누구에게나 도움이 된다고 하겠습니다. 아침 식사 30분 전 생수 한 컵은 밤새 부족해진 수분을 보충해줄 뿐 아니라, 위와 장을 부드럽게 자극하여 활기차게 움직일 준비를 하게 만듭니다. 배뇨와 배변이 원활해지도록 돕는 것은 물론입니다.

자기 전 음식은
백해무익하다?

    살을 빼기 위해 다이어트를 하는 사람들에게 불문율처럼 되어 있는 사항 하나는 바로 밤에 절대로 음식을 먹지 않는다는 것입니다. 별다른 에너지 소비를 하지 않는 밤에 먹은 음식은 고스란히 지방으로 갈수 있기 때문이지요. 살 빼기와 상관이 없더라도 밤에 먹는 음식은 일반적으로 건강에 도움이 되지 않는다는 것이 정설입니다.

    다이어트와 더불어 잠들기 전 음식이 문제가 되는 또 한 가지는 바로 수면에 대한 부분입니다. 저녁 식사를 과하게 하거나 잠자리에 들기 얼마 전에 음식을 먹으면, 자는 동안 함께 쉬어야 할 위장에 부담이 가기 때문에 소화기능에 장애를 일으키기 쉽습니다. 제대로 숙면을 취할 수 없어 신진대사에도 나쁜 영향을 끼치지요. 하지만 음식의 양은 얼마나 되는가, 자기 전에 어느 정도의 시간을 두고 먹는가에 따라 이야기는 조금 달라집니다.

    낮과 저녁에 같은 양을 먹는다고 해도 저녁에는 기초대사량이 줄어들어 결과적으로 낮보다 더 많이 먹는 셈이 됩니다. 그러니 이미 저녁 식사를 마친 뒤에 밤참으로 배가 부르도록 또 먹어서는 안 됩니다. 하지만 지나친 포만감이 수면을 방해하는 것처럼, 심한 공복감도 수면에 지장을 주기는 마찬가지. 식사가 아니라 적절한 간식 수준의 양이라면 못 먹을 이유가 없습니다.

그리고 요즘에는 저녁 식사를 마친 다음에도 밤늦게까지 활동하는 사람들이 많습니다. 이를테면 자정이 넘도록 공부하는 수험생, 늦게까지 야근하거나 철야 교대근무를 하는 직장인 등이 그렇습니다. 이런 부류의 사람들에게, 밤에 먹는 음식은 살만 찌운다고 못 먹게 해서는 곤란하지요. 활동하는 데 필요한 에너지를 얻기 위한 목적의 음식 섭취는 필요한 것입니다.

간식을 먹는 시간은 음식이 소화되는 시간을 고려하면 됩니다. 위장이 몸 속에 들어온 음식을 어느 정도 소화하는 데 소요되는 시간은 대략 2~3시간. 즉, 예상되는 취침 시간에서 최소한 두 시간 정도를 남겨두고 음식물을 먹는다면 적절한 칼로리를 소모할 수 있고 위의 부담도 덜 수 있을 것입니다. 물론 간식을 먹기 위해 불규칙적으로 취침 시간을 뒤로 미루는 습관은 바람직하지 않겠지요.

한편, 밤에 먹는 것이 유난히 도움이 되는 식품이 있으니 바로 우유입니다. 취침 30분 전쯤 따뜻한 우유 한 잔은 불면증이 있거나 한여름에 열대야로 인해 제대로 잠을 이루지 못하는 사람들에게 도움을 줍니다. 우유에 함유된 트립토판이라는 성분이 뇌를 진정시키고 칼슘이 스트레스를 줄여 수면을 유도하기 때문입니다. 단, 평소에 위궤양 등 위장 질환이 있는 사람들은 빈속에 마시는 우유가 증상을 악화시킬 수 있으므로 삼가는 것이 좋겠습니다.

속쓰릴 땐 우유?

많은 현대인들은 스트레스와 불규칙하고 자극적인 식사 때문에 위장이 편할 날이 없습니다. 그 증세도 각양각색이어서 소화불량 다음으로 많은 사람들이 호소하는 것이 바로 속쓰림입니다. 뱃속이 비면 속쓰림과 통증이 심해지고 뭔가를 먹으면 조금은 완화되는 느낌이 들기도 합니다.

이렇게 자주 속이 쓰린 사람들 가운데는 그럴 때마다 우유를 마시는 경우가 많습니다. 속이 쓰리고 아플 때 우유를 마셔주면 속이 안정되는 느낌이 들기 때문입니다. 실제로 일리가 없는 이야기는 아닙니다. 속쓰림이 지속된다면 무엇보다 소화성 궤양, 즉 위장이나 십이지장의 점막에 궤양이 생겼을 가능성을 의심해볼 수 있는데, 우유는 약알칼리성이어서 위궤양 부위를 자극하는 위산을 중화시켜주기 때문입니다.

하지만 이것은 어디까지나 일시적인 현상으로, 잠시 후에는 우유에 포함된 다량의 칼슘 성분이 위산 분비를 촉진시키고 위산은 다시 궤양 부위를 자극해 속쓰림을 더 심하게 만들고 맙니다. 속이 쓰릴 때 습관적으로 우유를 마시기보다는 차라리 물을 마시거나, 위산 작용을 억제하고 위액의 산도를 낮추는 제산제를 복용하는 편이 낫습니다.

자다가도 속이 쓰려 깬다고 해서 간혹 잠들기 전에 우유를 먹어두는 사람도 있는데 이것도 밤새 위궤양을 키우게 되는 나쁜 습관인 셈입니다.

한 가지 주목할 점은 위궤양 환자가 아닌 정상인의 경우에는 우유의 섭취가 궤양이 발생하는 것을 억제시켜준다는 사실입니다. 다시 말하자면 우유는 일반적으로 위를 보호하고 궤양을 예방하는 데는 상당히 훌륭한 식품이지만, 이미 발생한 궤양에 대해서는 잘못 마시게 되면 오히려 증세를 악화시킬 수 있습니다.

그러므로 위의 기능을 개선하기 위해서는 이렇게 일시적인 방편에 의존하기보다는 잘못된 생활습관을 고쳐나가는 것이 더욱 중요합니다. 이를 위해 규칙적으로 식사하고 자극적인 음식은 피하며, 술과 담배, 커피는 가능하면 자제하는 것이 바람직합니다.

증세가 심해 약물을 복용하면서도 속쓰림이 수 주 이상 지속될 때는 내시경 검사를 받아 정확한 원인을 확인하는 것이 안전합니다. 당장의 증상만 달래면서 지내다가는 손을 쓸 수 없는 지경에 이르러 후회하게 될지도 모릅니다.

Point

우유는 일시적으로 쓰린 속을 달래주지만 잠시 후에는 우유에 포함된 다량의 칼슘 성분이 위산 분비를 촉진시키고 위산은 다시 궤양 부위를 자극해 속쓰림을 더 심하게 만들고 맙니다.

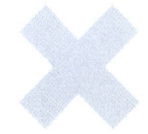

블랙 커피가
몸에 해롭다?

　요즘 사람들 치고 하루에 한 잔 정도 커피를 마시지 않는 사람은 찾아보기 힘듭니다. 이렇게 우리 생활의 일부로 자리잡은 커피이지만, 이것이 몸에 이로운지, 아니면 해로운지에 대한 의견은 분분하기만 합니다. 더 나아가 블랙커피와 일명 다방커피, 그리고 원두커피와 인스턴트 커피가 비교 대상이 되어 도마 위에 오르고 있습니다. 사람들이 커피를 즐기면서도 이런 논쟁을 하게 되는 이유는 바로 커피에 함유된 카페인 때문이라고 할 수 있습니다.

　중추신경 흥분제나 강심제, 이뇨제 등의 약제에 쓰이기도 하는 카페인은 소량으로 복용할 때 피로회복 효과가 있는 것으로 알려져 있습니다. 그리고 인체의 에너지 소비량을 높임으로써 결과적으로 칼로리가 소모되는 효과를 줍니다. 한편 칼슘과 철분의 흡수를 방해하고 위산 분비를 촉진시키는 성질도 있습니다. 이렇게 카페인은 긍정적인 면과 함께 부정적인 면을 모두 갖고 있는데, 이것은 마치 동전의 양면과 같아서 커피를 어떻게 마시는가에 따라 정반대의 효과를 가져올 수 있습니다.

즉, 카페인을 수시로 지나치게 섭취하면 가슴이 두근거리고 흥분되거나 불면증이 나타날 수 있으며, 골다공증, 빈혈, 위궤양, 위염을 악화시키는 원인이 될 수도 있다는 뜻입니다. 반대로, 적절한 양을 마시면 활력이 되고 식사 후에는 소화를 촉진시키면서 다이어트 효과를 기대할 수 있는 것입니다.

그럼 '적절한 양'은 구체적으로 어느 정도일까요? 성인의 카페인 섭취 하루 권장량이 300mg 이하이고 커피 한 잔에는 보통 100mg가량의 카페인이 포함되어 있으므로, 하루에 커피 세 잔을 넘지 않는 수준이 됩니다. 그런데 이것은 일반적인 이야기이고, 커피 종류에 따라 약간씩 카페인 함량이 다릅니다.

커피 이외에는 아무 것도 넣지 않는 블랙커피와 크림과 설탕을 함께 넣어 마시는 커피는 커피량이 같다면 카페인의 양도 동일합니다. 이 둘의 경우 문제가 되는 것은 바로 크림과 설탕으로, 이것은 칼로리가 높아 살이 찌는 데 민감한 사람들에겐 득될 것이 없습니다. 원두커피와 인스턴트 커피의 경우는 어떨까요. 인스턴트 커피를 제조할 때 주로 쓰이는 커피 종류가 원래 카페인 함량이 높고, 추출 방식의 차이로 인해 인스턴트 커피는 원두커피보다 두 배 가량의 카페인이 들어 있습니다.

커피의 이런 특성을 고려해볼 때, 예를 들어 커피를 좀 더 자주 마시고 싶은 사람이라면 설탕과 크림을 섞지 않고 원두커피를 연하게 타서 한 잔에 들어가는 카페인을 최소화시키는 것이 좋겠습니다. 이런 식으로 전체적인 카페인 섭취량을 고려만 한다면 몸에 해롭지 않은 수준에서 블랙커피는 물론, 어떤 커피든 즐길 수 있습니다.

Point

블랙커피와 크림과 설탕을 함께 넣어 마시는 커피는 커피량이 같다면 카페인의 양도 동일합니다. 전체적인 카페인 섭취량을 고려만 한다면 몸에 해롭지 않은 수준에서 블랙커피는 물론, 어떤 커피든 즐길 수 있습니다.

껌을 씹어
충치 예방?

　밖에서 식사를 하고 나면 껌을 찾게 되는 경우가 많습니다. 음식 맛이 남아서 입 안이 개운하지 않을뿐더러, 양치질에는 못 미치지만 어느 정도 이를 깨끗이 해줄 것이라고 기대하기 때문입니다. 그런 손님들을 위해 아예 계산대 옆에 껌을 준비해 두는 식당도 드물지 않지요. 요즘에는 충치를 예방한다는 껌도 나오고 있는데, 과연 음식을 먹고 난 뒤에 껌을 씹는 것이 충치를 막는 데 도움을 줄 수 있을까요?

　우선 껌 자체가 갖고 있는 평균적인 충치유발지수를 다른 식품과 비교해 알아보겠습니다. 충치유발지수란 충치를 발생시킬 위험을 당도와 치아에 달라붙는 점착도를 고려해 수치로 나타낸 것으로, 젤리가 46으로 가장 높으며, 캐러멜 38, 비스킷 27, 사탕 23, 도넛·인절미 19, 껌 16, 초콜릿 15, 요구르트 14, 아이스크림 11, 청량음료 10의 순서를 보입니다. 여기서 껌의 충치유발지수는 16으로 아주 높지는 않지만 씹는 습관에 따라 사탕만 한 해를 줄 수 있고 입 속 찌꺼기를 없애주는 효과를 줄 수도 있습니다.

효과를 좌우하는 것은 바로 껌 하나를 얼마나 오랫동안 씹는가에 달려 있습니다. 단물이 채 빠지지도 않은 껌을 뱉는다고 아이들을 나무라지만, 어른들 역시 일반적으로는 단물이 다했다 싶으면 뱉어버리기는 마찬가지죠. 이런 식으로 껌을 씹으면 상쾌한 기분은 들지 몰라도 치아에는 전혀 도움이 되지 않습니다. 입 속에 그대로 남은 껌의 당분은 충치의 원인이 되고 맙니다.

그러나 단물이 완전히 빠진 뒤에도 최소 10분 이상 씹어준다면 당분을 남기지 않고 껌이 치아에 붙은 음식물 찌꺼기를 어느 정도 닦아내는 효과를 볼 수 있습니다. 껌을 씹음으로써 분비가 촉진되는 침 또한 입 안의 자정작용을 도와줍니다.

그렇다면 충치 예방용 껌으로 알려져 커다란 인기를 모으고 있는 '자일리톨' 껌은 어떨까요. 자일리톨은 자작나무 등에서 얻어지는 천연소재 감미료로서, 설탕에 버금가는 단맛을 내면서도 대표적인 충치 유발균인 뮤탄스균의 성장과 치아 표면의 프라그 형성을 억제한다고 알려져 있습니다. 그래서 유럽 등지에는 껌뿐만 아니라 사탕, 초컬릿, 과자에도 설탕 대신 자일리톨을 쓴 제품들이 많이 나와 있다고 합니다.

이런 기능성 껌이 양치질과 같은 효과를 갖는다고 과신하는 것은 금물입니다. 양치질은 프라그, 즉 치아 표면에 침착되는 세균덩어리를 제거해주기 때문입니다. 이것은 단순히 물로 입을 헹구거나 껌을 씹는 것으로 없앨 수 있는 것이 아닙니다. 따라서 자일리톨 껌은 양치질 후에 씹거나, 양치질을 할 만한 사정이 아닐 경우의 차선책 정도로 생각하는 것이 좋습니다. 최고의 충치 예방법은 역시 식후 양치질임을 기억해야겠습니다.

끓여 먹으면 안심이다?

예전에는 여름철에 집중되는 경향을 보였던 식중독은 겨울철 실내 온도가 높아진 요즘엔 계절에 관계없이 발생하고 있습니다. 학교, 예식장, 고속도로 휴게소, 군부대 등 장소 또한 가리지 않으며 일반 가정이라고 예외는 아닙니다. 주부들이 청결하게 관리하는 집에서는 웬만하면 식중독이 일어나지 않을 거라고 생각하기 쉽지만 가정의 식중독은 음식을 버리지 못하고 몇 번씩 가열해 먹는 등, 알뜰함이 지나쳐 생기는 때가 많습니다.

우리가 접하는 대부분의 식중독은 세균에 의해 발생하는데 그 유형은 감염형과 독소형 두 가지로 나뉩니다. 우리나라에서 가장 높은 발생률을 보이는 살모넬라, 장비브리오 식중독은 감염형으로서, 식품을 충분히 가열해 먹으면 예방할 수 있습니다. 하지만 포도상구균, 보툴리누스균처럼 독소를 만들어내는 세균은 비록 열에 의해 파괴되더라도 그대로 남아있는 독소가 식중독을 일으키게 됩니다. 즉, 가열해 먹어도 모든 식중독이 예방되지는 않는다는 뜻입니다.

이 가운데, 전체 식중독의 20% 정도를 발생시키는 포도상구균은 주로 음식물을 취급하는 사람의 상처에 번식하다가 음식으로 옮겨가는 특징을 보입니다. 그래서 김밥이나 샌드위치, 비빔밥처럼 손길이 많이 가는 음식에서 발견되는 경향이 있지요. 포도상구균 식중독을 예방하기 위해서는 조리자 스스로 손의 청결에 각별히 신경 쓸 필요가 있으며, 손에 종기 같은 화농성 질환이 있는 사람은 비닐장갑을 끼거나 아예 음식을 만들지 않는 것이 바람직합니다.

조금 오래된 음식이라도 가열해 먹으면 괜찮다는 잘못된 상식 외에 식중독을 안이하게 여기도록 만드는 또 한 가지는 바로 냉장고에 대한 과신입니다. 살림하는 주부들은 음식 버리는 것이 아까워 냉장고에 오랫동안 보관하면서 몇 번씩 다시 가열해 먹지만 아무리 성능이 뛰어난 냉장고에 보관한다고 해도 음식을 실온에 꺼내고 다시 집어넣는 과정에서 세균이 생기기 쉽습니다.

원래 차게 만든 음식은 차갑게, 따뜻하게 만든 음식은 따뜻하게 보관하는 것이 원칙입니다. 대부분의 식중독균은 5도 이상 60도 이하, 특히 30도와 40도 사이에서 가장 빨리 증식하기 때문입니다. 그러나 이렇게 하더라도 오래된 음식은 냉장고에서도 세균이 번식하기 마련입니다. 따라서 일단 상한 듯한 음식은 아까워하지 말고 버리는 것이 상책입니다.

식중독을 예방하기 위해 음식은 되도록 가열하고, 조리하거나 먹을 때 반드시 손을 씻어야 한다는 사실은 초등학생들도 다 아는 기본 상식이지만 이것은 말 그대로 기본일 뿐, 그렇게 한다고 해서 모든 음식이 안전하다고 믿다가는 낭패를 볼 수도 있습니다.

Point

살모넬라, 장비브리오 식중독은 음식을 가열해 먹으면 예방할 수 있습니다. 그러나 포도상구균, 보툴리누스균처럼 독소를 만들어내는 세균은 비록 열에 의해 파괴되더라도 그대로 남아있는 독소가 식중독을 일으키게 됩니다.

담배 피우면 살 빠진다?

흡연자들에게 담배를 피우게 된 동기를 물어보면 주로 호기심 때문에, 또는 멋있어 보이니까 피우기 시작했다는 응답이 대부분입니다. 특이한 것은, 조금이라도 살을 빼기 위해 담배를 피운다는 사람들이 의외로 많다는 점입니다. 특히 우리나라 여성 흡연자의 상당수는 이런 기대로 담배를 접하기 시작한다고 합니다.

실제로 처음 담배를 피우기 시작할 때는 미미하나마 체중이 감소되는 현상을 보입니다. 담배 속의 니코틴이 위를 상하게 만들어 소화 능력이 저하되고 입맛도 떨어지므로 어쩌면 당연한 것입니다.

하지만 이것도 몸에 이롭고 해롭고를 떠나서 어디까지나 일시적인 현상에 불과합니다. 원인은 아직 정확하게 밝혀지지 않았지만 담배를 지속적으로 피우면 오히려 체중이 증가하며 그것도 체내 지방이 집중적으로 늘어나 복부비만을 초래한다는 연구결과가 있습니다. 복부비만이 고혈압, 당뇨병 등 여러 성인병의 요인이 된다는 것은 이미 널리 알려진 사실입니다.

담배를 끊으니 몸무게가 늘어난다는 이야기도 같은 맥락에서 이해할 수 있습니다. 즉, 우리 몸의 기능이 다시 정상적으로 회복되고, 흡연 충동을 억제하기 위해 음식을 많이 섭취하게 되어 나타나는 현상이므로 나쁘다고 볼 수는 없습니다. 담배로 몸 상하는 것보다 훨씬 나은 일입니다.

담배와 관련해 많은 사람들이 착각하고 있는 것 한 가지를 더 들자면, '마일드', '라이트'라는 이름을 달고 나오는, 이른바 '순한 담배'에 관한 문제를 생각해볼 수 있습니다. 담배를 끊기는 끊어야 하겠는데 그게 맘대로 안 되니까 적잖은 애연가들이 적당히 타협점을 찾아 니코틴과 타르 함량이 적다는 담배를 피웁니다. 그런데 알고 보면 이것도 눈 가리고 아웅 하는 식의 상업적 판매전술에 지나지 않습니다.

순한 담배는 건강에 별다른 해를 끼치지 않을 거라는 막연한 인식을 심어주어 비흡연자로 하여금 흡연을 시작하기 쉽도록 만들고, 흡연자들에게는 심리적 부담감을 덜어 더 많은 양의 담배를 찾게 만듭니다. 그러나 니코틴과 타르를 좀더 적게 갖고 있는지는 몰라도, 혈액 중에 이들 성분을 일정한 농도로 유지하려는 무의식적인 신체 반응 때문에 흡연자는 한 대를 피워도 더 깊이 피우게 되고, 여러 대의 담배를 더 태우게 됩니다. 담배의 유해한 물질이 니코틴과 타르 말고도 수없이 많음은 물론입니다.

어떤 경우라도 담배가 우리 몸에 득이 되지는 않습니다. 건강을 해치는 정도를 줄여가며 담배를 이용할 수 있다는 환상은 버려야 합니다. 적절한 운동과 식단만이 우리의 건강을 지켜줄 수 있음을 기억해야 하겠습니다.

Point

처음 담배를 피우면 미미하나마 체중이 감소되지만 일시적인 현상에 불과합니다. 담배를 지속적으로 피우면 오히려 체중이 증가하며 그것도 체내 지방이 집중적으로 늘어나 복부비만을 초래한다는 연구결과가 있습니다.

설사에는 굶으라?

단 하루라도 계속되는 설사는 사람의 기운을 쫙 빼놓아 지치고 힘들게 만듭니다.

우리 몸은 섭취된 음식물의 수분을 소장과 대장에서 대부분 흡수하고 나머지만 대변으로 배출하는 것이 정상이지만, 이 과정에 어떤 문제가 생겨 장이 수분을 제대로 흡수하지 못하면 설사를 일으킵니다. 세균이나 바이러스, 심리적 압박감, 음식에 대한 알레르기, 항생제 같은 약물의 과다한 사용, 소화기능 저하, 수술로 인한 장 결손 등 설사의 원인은 상당히 다양합니다.

원인은 달라도 탈수가 일어나지 않도록 주의를 기울여야 하기는 마찬가지입니다. 종종 심한 설사가 무섭다고 말하는 이유는 설사 자체보다는 그로 인한 탈수가 위험하기 때문입니다. 외견상으로 소변 횟수가 급격히 줄어들고 입이 마르는 증세를 보이는 탈수는 수분과 함께 나트륨, 칼륨 등을 빠져나가게 만들어 체내의 전해질 밸런스를 망가뜨립니다. 심하면 장기에 혈액이 제대로 공급되지 않아 갖가지 악영향을 미칠 수도 있습니다.

위생과 영양상태가 크게 좋아진 요즘은 설사로 인한 탈수로 사망까지 이르는 경우는 많이 줄었으나, 아이들은 체내의 수분량이 적어 어른에 비해 가벼운 설사에도 탈수를 일으키기가 쉬우므로 세심한 주의가 필요합니다. 아기가 너무 어려 수분을 제대로 보충해주기 힘들다면 링거를 맞는 것이 좋으며, 고열에 구토 증세를 보인다든가 피나 점액이 섞인 변이 나온다면 반드시 의사의 진찰을 받아야 합니다.

간혹 설사를 그치도록 하기 위해 물도 입에 대지 않고 무작정 굶겨야 된다고 생각하는 사람들이 있지만 이는 탈수 증세를 더욱 악화시킬 수 있으므로 바람직하지 않습니다. 오히려 탈수를 막기 위해 수분과 전해질을 자주 보충해주어야 합니다. 가정에서는 물 1ℓ에 소금 1/2티스푼, 설탕 2스푼 정도를 넣어 마시면 전해질 보충 효과를 낼 수 있으며, 스포츠 이온 음료도 도움이 됩니다.

또한 가만히 쉴 형편이 못된다거나 해서 임의로 설사를 멈추게 하는 지사제를 사다먹는 사람들도 있는데 이는 상당히 위험한 행동입니다. 함부로 설사 증세만 막으려 하면 세균 감염에 의한 설사의 경우 장의 해로운 물질을 내보내지 못해 큰 문제를 불러올 수 있기 때문입니다.

증세가 대단히 심하지 않다면 음식도 소화하기 쉬운 미음 같은 것을 조금씩 먹는 것이 좋으며 너무 뜨겁거나 찬 음식, 유제품, 탄산음료, 기름진 것, 날 것 등 소화기에 자극을 줄 수 있는 음식은 피해야 합니다. 적당한 음식물 외에 충분한 안정과 휴식이 필요함은 물론입니다. 아무것도 입에 넣지 않는다고 능사가 아닙니다.

Point

심한 설사는 탈수를 일으킬 수 있기 때문에 위험하며, 물도 먹지 않고 무작정 굶는 것은 탈수 증세를 더욱 악화시킬 수 있으므로 바람직하지 않습니다. 오히려 탈수를 막기 위해 수분과 전해질을 자주 보충해주어야 합니다.

당뇨병은
단 것을 많이 먹어 생긴다?

　많은 사람들은 '당뇨병' 이라는 병명이 그 자체로 병의 원인과 결과를 나타낸다고 믿고 있는 듯합니다. 당뇨병은 소변에 당이 나오는 병일 테고 당은 단 음식에 들어 있으니 결국 당뇨병은 단 것을 많이 먹어서 걸리는 병이 아니냐는 것입니다. 정말로 설탕, 사탕, 초콜릿, 아이스크림 같은 것들을 많이 먹으면 당뇨병에 걸리게 되는 것일까요?

　당뇨병이란 혈액 중의 포도당 농도, 즉 혈당치가 정상인보다 높아져서 소변에 포도당을 배출하는 만성질환입니다. 우리가 섭취하는 탄수화물은 소화과정에서 포도당으로 변해 혈액에 흡수되는데, 흡수된 포도당을 체내의 세포들이 이용하기 위해서는 췌장에서 분비되는 인슐린이라는 호르몬이 필요합니다. 그런데 인슐린이 부족하면 포도당이 제대로 몸 속에서 쓰이지 못하고 혈액에 쌓이며 소변으로도 나오게 되는 것입니다.

　당뇨병이 무서운 이유는 고혈당 상태가 계속되면 수 년 후에 심각한 합병증을 일으킬 수 있기 때문입니다. 당뇨병성 망막증, 신경손상,

신장질환 등이 바로 그것인데 일단 발병한 후에는 치료가 어렵기 때문에 철저한 관리로 혈당을 정상치로 유지하는 노력이 필요합니다.

당뇨병의 대표적인 증상으로는 다음(多飮), 다뇨(多尿), 다식(多食)을 꼽을 수 있습니다. 즉 갈증이 심해져 물을 많이 마시고 소변이 잦아지며 공복감이 심해 많이 먹게 되는 것입니다. 또한 기운이 없고 쉽게 피로함을 느끼며 체중이 줄어드는 증세도 나타납니다. 하지만 당뇨병 환자라고 해도 이런 증상이 나타나지 않는 사람이 많으므로 혈액검사를 통한 진단을 받아야 합니다.

당뇨병이 왜 생기게 되는가는 아직 명확하게 밝혀져 있지 않지만, 현재까지는 유전적 요인과 여러 환경적 요인에서 비롯되는 것으로 추정되고 있습니다. 우선 비만인 사람은 췌장의 인슐린 분비기능이 떨어져 당뇨병에 걸리기 쉽습니다. 췌장염이나 간염 등 감염증에 걸린 사람, 오랫동안 부신피질호르몬제를 사용한 사람, 위 절제 수술을 받은 사람, 임신한 사람 등도 당뇨병에 걸릴 확률이 커집니다. 또한 중년 이후로 나이가 들수록 발병률이 높아지는 경향이 있습니다.

단 것이 당뇨병을 일으킨다는 생각은, 앞에서 설명한 바대로 당뇨병은 혈당량을 낮추는 인슐린의 문제로 생기는 것이므로 오해에 지나지 않습니다. 또한 소변에 당이 섞여 나온다고 해서 당뇨병이라고 단정짓는 것도 잘못입니다. 정상인이 한꺼번에 많은 당분을 섭취해도 일시적으로 그런 현상은 나타날 수 있기 때문입니다.

모든 병이 그렇듯 당뇨병 또한 자의적인 판단은 금물이며, 평소 체중관리를 철저히 하여 발병 요인을 제거하고 당뇨병이 의심될 때는 정확한 진단을 받아야 합니다.

Point

췌장에서 분비되는 인슐린이라는 호르몬이 부족하거나 제 기능을 하지 못하면 포도당이 제대로 몸 속에서 쓰이지 못하고 혈액에 쌓이며 소변으로도 나오게 됩니다. 이것이 당뇨병이며 단 음식과는 아무런 관계가 없습니다.

당뇨병엔 보리밥만?

당뇨병은 완치가 어렵다고 알려진 대표적인 병입니다. 그러나 누구나 관리만 잘하면 정상적인 생활을 누릴 수 있습니다. 일단 당뇨병이 생기면 혈당을 정상적인 수치로 유지하면서 합병증을 예방하는 데 치료의 중점을 두어야 합니다. 치료를 위해서는 식사요법, 운동요법, 약물요법이 적절히 이루어져야 하는데 이중에서도 가장 중요한 것은 식사요법이라고 할 수 있습니다.

당뇨병 치료를 위한 식사요법의 기본 원칙은 자신의 체중과 활동량에 맞게 하루에 정해진 칼로리만큼 고른 영양소를 규칙적으로 섭취하는 것입니다. 식사를 조절해야 한다고 해서 괴로워하는 환자들이 많은데, 배가 부르도록 먹지 못하는 것은 아쉽겠지만 동일한 식품군에서 자기가 선호하는 음식을 고를 수 있기 때문에 무언가를 억지로 먹어야 하는 고역은 피할 수 있습니다.

주의할 점은 사탕, 청량음료, 초콜릿, 과자류, 가당 유제품 등 설탕이 많이 들어 있는 음식은 혈당을 급격히 끌어올리므로 삼가야 한다는 것입니다. 꿀은 자연식품이니까 괜찮다고 알고 있는 환자들이 많지만 꿀 역시 포도당으로 전환되어 혈당을 높이기는 마찬가지입니다. 인슐린이 과다하게 투여되어 저혈당 증세가 올 때를 제외하고는 단 음식은 멀리 해야만 합니다. 그 밖에 육류의 동물성 기름 대신 식물성 기름을 적절히 사용하는 것도 중요합니다.

난치병일수록 속설은 넘쳐나서, 그중 당뇨병에 걸리면 쌀밥 대신 보리밥을 먹어야 한다는 것은 잘못된 건강상식의 대표적인 예라고 할 수 있습니다. 나아가 쌀밥은 절대 먹어서는 안 된다고 생각하는 사람들도 적지 않습니다.

분명 보리밥은 비타민이나 단백질, 섬유소 함량 면에서 쌀밥보다 약간은 이롭습니다. 하지만 애초에 당뇨병 환자에게 보리밥이 권장된 배경을 살펴보면, 쌀밥이 귀할 만큼 식생활이 풍요롭지 못했던 시절에 비교적 구하기 쉬운 보리로 단백질과 비타민 등의 섭취를 조금이라도 늘려보기 위한 궁여지책이었다는 측면이 있습니다.

그런데 영양이 넘쳐나는 요즘 식탁에서 몇 가지 영양소를 보충한다는 이유로 기호와 소화기능을 무시한 채, 그것도 당뇨 치료를 목적으로 보리밥만을 먹어야 한다는 말은 큰 무리가 있습니다. 곁들여 먹는 다른 반찬만으로도 영양은 절대 부족하지 않습니다. 자기에게 처방된 양만큼 먹는다면 쌀밥이든 보리밥이든 또는 잡곡밥이든 현미밥이든 무엇을 먹든 문제가 되지 않습니다.

마지못해 무언가를 먹어야만 한다면 적잖은 스트레스를 받게 되고 이것이 당뇨병 치료에도 도움이 되지 않음은 물론입니다.

Point

기호와 소화기능을 무시한 채 보리밥만을 먹어야 한다는 말은 큰 무리가 있습니다. 자기에게 처방된 양만큼만 동일하게 먹는다면 쌀밥이든 보리밥이든 또는 잡곡밥이든 현미밥이든 무엇을 먹어도 문제가 되지 않습니다.

해장술?

  보통 사람들 같으면 적어도 술을 마신 다음날 아침 정도까지는 술 생각이 나지 않는 것이 보통입니다. 도리어 두통과 울렁거림 등 숙취의 불쾌감으로 인해 왜 그렇게 간밤에 술을 마셨을까 후회할 때가 더 많지요. 그런데 진정한 술꾼이라고 자부(?)하는 적지 않은 사람들은 이른바 해장술을 마시면 두통이 없어지고 정신이 맑아진다고 주장합니다.

  숙취감을 일으키는 주범은 아세트알데히드라는 독성 물질입니다. 체내에 들어온 알코올은 분해되어 아세트알데히드로 변한 후에 무독한 초산으로 다시 분해되지만, 과음으로 아직 남아있는 아세트알데히드가 숙취감을 일으키는 것입니다.

  그런데 이때 해장술을 마시면 새로 들어간 알코올이 뇌 활동을 억제하고 아세트알데히드의 처리 과정을 일시적으로 막아 불쾌감을 느끼지 못하게 됩니다. 해장술로 잠시 머리가 맑아지고 몸이 가뿐하게 느껴지는 이유는 바로 이 때문입니다. 하지만 해장술도 술이고, 결국 간에서 처리할 알코올의 양만 더 늘어나며 아세트알데히드는 다시 생겨나기 마련입니다. 몸이 상하는 것은 자명한 일이지요.

해장술 못지 않게 숙취를 해소하는 잘못된 방법으로 꼽을 수 있는 것은 사우나입니다. 간단한 운동과 샤워 정도는 숙취를 없애는 데 적잖은 도움을 주지만, 술기운이 남은 상태에서 무리한 사우나는 탈수를 심하게 만들 수 있으므로 피하는 것이 좋습니다. 특히 만취 상태의 목욕이나 사우나는 심장에 부담을 주고 뇌출혈을 일으킬 위험을 높이므로 절대 삼가야 합니다.

숙취 현상을 줄이려면 음주 전에 식사를 하고 물을 충분히 마셔두는 것이 좋습니다. 배가 부른 상태에서 술을 마시면 알코올 흡수 속도를 더디게 할 수 있으니까요. 안주로는 간세포의 재생을 도와주는 두부, 치즈, 고기, 생선 등의 고단백질 음식이 좋습니다. 보리차나 생수를 많이 마시는 것도 알코올 처리를 원활하게 만듭니다.

술을 마신 다음날 아침에는 음주로 떨어진 혈당을 높여주는 데 꿀물이나 과일주스가 도움이 됩니다. 알코올 분해를 촉진하는 아스파라긴산이 풍부한 콩나물국, 유해산소를 없애는 메티오닌이 풍부한 북어국이 해장국으로는 제격입니다. 하지만 얼큰한 종류의 해장국은 술에 자극받은 위벽을 또다시 자극할 수 있으므로 그리 바람직하지 않습니다.

적어도 업무상 술자리를 피할 수 없는 사람이라면 숙취를 피하는 요령쯤은 제대로 알고 있어야겠지요. 해장술처럼 독을 독으로 다스리는 위험천만한 방법은 알코올 중독으로 가는 지름길일 뿐입니다.

Point

해장술은 뇌 활동을 억제하여 일시적으로 불쾌감을 느끼지 못하게 만듭니다. 하지만 해장술도 술이고, 결국 간에서 처리할 알코올의 양만 더 늘어나며 숙취를 일으키는 아세트알데히드는 다시 생겨나기 마련입니다.

섞어 마시면
더 취한다?

　이미 술병 몇 개를 비우고 분위기가 무르익을 대로 무르익은 술자리. 누군가 이번엔 다른 술을 마셔보자고 제안하면 작은 실랑이가 벌어지기 시작합니다. 술은 섞어 마시면 안 좋다던데, 이왕 취하려고 마시는 술 더 취하면 어떤가, 그럼 독한 술로 할까 약한 술로 할까…. 이런 논쟁은 다른 장소로 술자리를 옮기는 과정에서도 계속됩니다. 술을 이것저것 마시면 더 취한다는 속설은 과연 사실일까요?

　우리가 술을 마실 때 '취한다'고 표현하는 것은 몸이 알코올을 흡수하고 분해하는 과정과 깊은 관련이 있습니다. 일반적인 다른 음식물과 달리 알코올은 위와 소장에서 매우 빠른 속도로 흡수됩니다. 약 30%는 위장에서, 나머지는 소장에서 흡수를 담당합니다. 이렇게 흡수된 알코올은 다시 간에서 일정한 속도로 분해과정을 거치며, 술에 취한 정도는 혈중 알코올 농도로 결정됩니다. 이렇게 술이 흡수되고 분해되는 과정을 통해서 술을 마시더라도 조금은 덜, 그리고 더디게 취하는 방법을 생각해볼 수 있습니다.

우선 술을 마시기 전에 음식을 적당히 섭취해두면 알코올이 흡수되는 속도가 조금은 느려집니다. 안주 없이 술 마시는 것이 몸에 좋지 않다는 말도 그래서 나온 것입니다. 그리고 술은 일정한 속도로 천천히 마셔줍니다. 간에서 분해하는 속도는 일정한데 만일 이미 몸에 들어간 알코올이 채 분해되기도 전에 술을 더 마시면 혈중 알코올 농도가 높아져 취기가 더욱 오르기 때문입니다.

한 가지 기억해야 할 것은, 남녀 성별에 따라 술을 받아들이는 데 차이를 보인다는 점입니다. 여성의 알코올 분해 효소가 남성에 비해 훨씬 적으며 그만큼 몸의 건강을 해치는 정도가 심합니다. 선진국의 경우 1일 표준 음주량을 널리 홍보하고 있는데, 이런 이유로 여성들의 적정 음주량은 남성의 절반 정도로 제시되어 있습니다.

그럼 다시 애초의 질문으로 되돌아가 보겠습니다. 술을 이것저것 마시면 더 취하게 될까요? 문제는 결국 알코올의 양이므로, 비슷한 양의 알코올이 일정한 속도로만 흡수된다면 어떤 종류의 술이든 섞어 마신다고 해서 더 취한다고 볼 수는 없습니다. 다만 알코올 도수가 높은 독한 술을 마실 때 약한 술을 마시듯이 속도를 조절하지 못하면 혈중 알코올 농도가 높아지므로 결과적으로는 이런 주장이 터무니없다고 일축할 수만은 없겠습니다.

한편, '더' 취한다기보다 '빠르게' 취한다는 점에서 맥주와 위스키를 동시에 섞어 마시는 폭탄주는 대단한 위력을 갖고 있습니다. 우리 몸은 알코올이 20~25% 농도일 때 가장 빠르게 흡수되는데, 맥주와 위스키가 섞이면 바로 이 정도 농도가 되어 순식간에 사람을 취하도록 만듭니다. 빨리 취하게 한다는 점에서, 술에 사이다

Point

비슷한 양의 알콜이 일정 속도로만 흡수된다면 섞어 마신다고 더 취하지는 않습니다. 다만 독한 술을 마실 때 약한 술을 마시듯이 속도를 조절하지 못하면 혈중 알콜 농도가 높아지므로 터무니없다고 일축할 수는 없겠습니다.

같은 탄산음료를 섞어 마시는 것도 폭탄주와 비슷한 효과를 보입니다. 탄산음료에 들어 있는 탄산가스가 알코올의 흡수속도를 높이기 때문입니다.

술을 섞어 마시는 것 외에 독한 술과 약한 술 가운데 어떤 쪽을 먼저 마시는 것이 나은가도 술 먹는 사람들 사이에 빠지지 않는 논쟁거리입니다. 독한 술을 마셔둬야 약한 술 정도에는 취하지 않는다는 주장과 뭐든지 강도는 서서히 높이는 것이 좋다는 그럴듯한 주장이 맞섭니다. 이런 경우, 약한 술을 먼저 마시는 것이 그나마 조금은 낫겠다고 할 수 있습니다. 왜냐하면 독한 술을 먼저 마시면 금새 취기가 강해지고 자제력이 약해져서 약한 술을 상대적으로 더 많이 마셔버리는 결과를 가져오기 때문입니다.

술자리에서 오고가는 속설 한 가지 더. 똑같이 술을 마시고도 얼굴이 유난히 벌개지는 사람이 좀더 건강하다는 이야기도 사실과 다릅니다. 분해되지 않은 독성물질이 온몸으로 흐르면서 혈관을 확장시켜 생기는 현상이기 때문입니다. 일반적으로 서양인에 비해 동양인이 알코올을 분해하는 능력이 부족한데, 만약 얼굴이 쉽게 벌개지는 사람이라면 단 한 잔의 술이라도 멀리하는 것이 좋겠습니다.

2

알수록 건강하다

단순히 건강에 관심을 가지고 있는 것만으로는 건강에 도움이 되지 않습니다.
몸과 마음에 대해 많이 알수록 건강을 지키기도 쉬워집니다.

우황청심환은 만병통치약?

　문제 하나. 우리나라에서 다음과 같은 사람들이 공통적으로 먹는 약은 무엇일까요? 대학수학능력시험을 치르는 날 초조한 수험생과 학부모, 난생 처음 맞선 보러 나가는 것이 떨리기만 하는 노총각과 노처녀, 혈압이 오른 중년 아저씨, 먹은 음식이 소화가 안 돼 불편한 할머니, 경기를 일으킨 아기 등등…. 많은 분들의 예상대로 정답은 우황청심환! 그런데 이쯤 되면 우황청심환은 실로 남녀노소를 불문하고 갖가지 증세에 쓸 수 있는 만병통치약이 아닌가요?

　이제는 가정상비약처럼 인식되고 있는 우황청심환은 우리에게 그다지 낯설지 않게 느껴지는 약입니다. 심지어 보약을 먹듯 매일매일 챙겨먹는 경우도 보게 됩니다. 아무래도 우황청심환의 정확한 효능과 복용기준에 대해서는 많은 사람들이 제대로 모르고 있는 듯합니다.

　우황청심환은 일반적으로 우황을 비롯한 30여 가지의 약재를 가루로 만들어 꿀로 반죽해서 동그랗게 빚어낸 약을 말합니다. 그런데 예전의 우황청심환과 요즘 제약회사에서 만들어내는 우황청심환은 일부 성분에서 차이가 납니다. 예컨대 코뿔소의 뿔이나 노루의 사향은 국제협약에 따라 지금은 원료로 사용할 수 없는 것들입니다. 몇 가지 값비싼 원료가 대체되고, 특히 최근에는 우리나라 것과는 원료 구성과 배합이 또 다른 중국산 우황청심환이 대량으로 유통되면서 훨씬 저렴한 가격에 우황청심환을 이용할 수 있게 되었습니다.

이런 우황청심환은 예로부터 신비의 영약으로 알려져 왔습니다. 역사적으로는 태조 이성계가 숨을 거두기 직전 우황청심환을 복용했었다는 일화가 남아있기도 합니다. 우황청심환의 처방은 〈동의보감〉에 의해 정립되어 지금까지 전해져 내려오고 있는데, 〈동의보감〉에 기술된 우황청심환의 효능에 대해 살펴보면, '갑자기 중풍을 맞아 정신을 차리지 못하며 담연(痰涎)이 막히고 정신이 어렴풋하며 말을 제대로 하지 못하고 입이 비뚤어지며 손발을 잘 쓰지 못하는 증세를 다스린다'고 씌어 있습니다.

이를테면 뇌졸중(중풍)의 증세를 말한 것으로, 우황청심환은 뇌졸중 초기에 정확하게 사용하면 응급조치 효과를 볼 수 있는 좋은 약이라고 하겠습니다. 덧붙여, 우황청심환은 일반적으로 중추신경을 안정시켜 마음을 편안하게 해주고 혈압을 낮추는 효과가 있다고 알려져 있습니다. 하지만 뇌졸중 초기가 지난 상태라면 우황청심환에 의존할 것이 아니라 전문의의 상담을 받으면서 다른 처방들을 생각해봐야 합니다.

그런데 이러한 용법을 무시한 채 정말로 큰 화를 부를지도 모를 아찔한 투약을 하는 경우가 있습니다. 예를 들어 원인도 모르게 갑자기 의식을 잃은 사람에게 정신을 돌아오게 한다고 우황청심환을 입에 밀어 넣는 것은 매우 위험한 행동입니다. 약이 기도를 막아버릴 수도 있고 폐

Point

우황청심환은 뇌졸중 초기에 정확하게 사용하면 응급조치효과를 볼 수 있으며, 일반적으로 중추신경을 안정시켜 마음을 편안하게 해주고 혈압을 낮추는 효과가 있습니다. 훌륭한 약이지만 증세 불문의 만병통치약은 아닙니다.

로 넘어가 폐렴을 일으킬 가능성이 있기 때문입니다. 이럴 때는 무엇보다 입안에서 이물질을 꺼내어 기도를 확보하는 등의 응급처치가 중요합니다.

평소에 어지럼증이 있다고 우황청심환에 의존하는 것도 바람직하지 않습니다. 중추신경 이상으로 어지럼증이 올 경우 심각한 질환의 초기 증상일 수 있으므로 이비인후과와 신경과에서 반드시 정확한 진단을 받아두어야 합니다.

간혹 숙취를 없앤다고 우황청심환을 복용하는 사람들도 있습니다. 그러나 술을 마신 뒤 우황청심환을 먹으면 알콜의 중추신경 마비작용을 더욱 높여놓을 수 있다는 사실을 기억해야 합니다.

우황청심환은 확실히 훌륭한 약입니다. 그러나 증세 불문의 만병통치약은 아닙니다. 요즘 만들어지는 우황청심환은 특이하거나 약성이 강한 약재는 대부분 빠져 있어 특별한 부작용을 일으키는 경우가 드물긴 하지만, 엄연히 약인 만큼 함부로 복용해서는 안 되겠습니다.

일찍 자고
일찍 일어나는 게 최고?

사람은 일생의 3분의 1을 잠으로 보냅니다. 이렇게 많은 시간을 자면서 보낸다는 것이 아까워서인지, 사람들은 할 일이 많다는 이유로, 공부해야 한다는 이유로, 또는 놀아야 한다는 이유로 취침 시간을 뒤로 미루거나 자는 시간을 줄이기 일쑤입니다. 하지만 인생에서 잠이 차지하는 비중이 높다는 것은 그만큼 살아가는 데 중요한 역할을 한다는 뜻도 되지 않을까요?

수많은 학자들이 연구를 해왔지만 잠의 본질에 대한 궁극적인 해답은 아직도 속시원하게 얻지 못하고 있습니다. 다만 수면을 취하지 못했을 때 어떤 일이 일어나는지를 생각하면 그 역할을 짐작할 수 있습니다. 무엇보다, 적절히 잠을 자지 못하면 신체적 피로와 졸음으로 인해 집중력이 떨어지고 일상생활이 어려워집니다.

이런 현상은 단기간의 수면장애에서도 나타나며, 만약 수면 부족이 장기간 지속되면 문제는 더욱 심각해집니다. 전반적인 호르몬의 분비 체계가 혼란에 빠지고 면역기능도 급격히 떨어져, 언뜻 보기에는 수면 부족과 관련이 없어 보이는 다른 질병들을 일으킬 가능성이 높아집니다.

일반적으로 성인에게 가장 적당하다고 권장되는 수면 시간은 하루 평균 7~8시간 정도입니다. 그러나 수면 시간에는 개인차가 있어서 모든 사람에게 절대적으로 적용되는 것은 아닙니다. 평생 동안 하루에 5시간 정도만 자고도 전혀 활동에 지장을 주지 않고 건강하게 사는 사람이 있는가 하면 평균보다 더 자면서도 늘 피곤해하는 사람이 있으니까요.

그러면 잠자고 일어나는 시각은 어떨까요. 인간의 몸은 수백만 년 동안 해가 뜨고 지는 때에 맞추어 취침과 기상을 반복하는 데 익숙해져 있다는 사실을 굳이 거론하지 않더라도, 일반적으로 일찍 자고 일찍 일어나는 것이 좋은 것으로 알려져 있습니다.

그러나 농경 중심의 사회에서처럼 모든 사람들이 비슷한 생활을 한다면 모르겠지만 요즘처럼 헤아릴 수 없을 만큼 다양한 직업이 발달한 사회에서는 이런 식의 수면 패턴을 지키는 것이 사실 불가능해졌습니다. 오후부터 일이 시작되는 사람, 밤에만 근무하는 사람, 밤늦게까지 공부하지 않을 수 없는 수험생들이 태반입니다. 생활방식이 바뀌어 밤에 집중력과 활동성이 높아지는 사람도 적지 않습니다.

결국 수면 건강에 제일 중요한 것은 자신만의 수면 리듬을 지키는 일이라고 할 수 있습니다. 아쉬울 것 없을 정도로 충분히 자지는 못하더라도, 또한 일찍 자고 일찍 일어나지는 못하더라도, 정해진 시각에 자신에게 필요한 만큼 자고 일어나는 규칙적인 생활만은 반드시 필요합니다.

Point

일반적으로 일찍 자고 일찍 일어나는 것이 더 좋은 것으로 알려져 있습니다. 그러나 현대 사회에서 이런 식의 수면 패턴을 지키는 것은 사실상 불가능하며, 중요한 것은 자신만의 수면 리듬을 지키는 일입니다.

삼칠일까지 출입금지?

요즘에는 쉽사리 찾아볼 수 없는 모습이지만, 우리의 전통적인 풍습 가운데 아기를 낳은 집 대문 앞에 삼칠일, 즉 21일간 새끼줄을 걸어두는 관습이 있었습니다. 산모와 영아의 사망률이 높았던 시절, 병균을 옮겨올지 모를 불필요한 외부인의 출입을 사절하겠다는 뜻이 담겨 있었지요.

의학적으로 삼칠일은 산모의 자궁을 비롯한 여러 장기와 뼈마디가 제자리를 찾아가는 기간이라고 볼 수 있습니다. 이 때 산후조리를 소홀히 하면 이후에 손발 시림과 무릎, 허리 관절 통증 등 후유증에 시달릴 수도 있습니다. 아기의 입장에서도 이 시기가 중요한 의미를 갖기는 마찬가지입니다. 외부인과의 접촉을 막음으로써 병균으로부터 보호받을 수 있다고 하겠는데, 삼칠일은 대체로 아기의 배꼽이 아무는 데 걸리는 시간과 비슷합니다. 이러한 이유들로 의사와 산모 모두 삼칠일 정도의 산후조리의 중요성에 대해서는 인식을 같이하고 있습니다. 그런데 문제는 생활 환경이 예전과는 상당히 달라진 요즘에도 삼칠일에 대한 잘못된 이해로 산모들이 고생을 사서 한다는 사실입니다. 이를테면 한여름에도 솜이불 덮어쓰고 땀을 뻘뻘 흘린다든지, 몸에서 쉰내가 나도록 씻지 않거나 머리를 안 감고 버티는 것 등입니다.

물론 적당하게 땀을 내는 것은 산후에 오기 쉬운 비만과 부종을 예방하는 데 도움이 됩니다. 하지만 한여름에 일부러 지나치게 땀을 흘리면 탈진할 수도 있으므로 바람직하지 않습니다. 또한 찬바람을 직접 쐬는 것은 조심해야 하지만, 찌는 듯한 무더위에 벽에 부딪혀 간접적으로 전해지는 선풍기 바람 정도는 맞아도 무방합니다.

목욕도 마찬가지입니다. 바람이 숭숭 들어오는 곳에서 목욕을 해야 했던 예전과 비교해 생활 환경이 완전히 달라진 요즘에는, 목욕 전후에 차가운 공기에 노출되지 않도록 조심만 한다면 출산한 지 이틀 정도 지나서는 따뜻한 물로 간단히 샤워를 하거나 머리를 감는 것은 혈액순환을 도와서 몸의 회복을 촉진시킬 수도 있습니다.

또한 몸에 기운이 없는 데다가 주위에서는 무조건 휴식을 취해야 한다고들 그러니까 그야말로 누워만 지내려는 산모가 많지만 이는 다리와 골반 부위의 정맥 피가 응고되는 혈전색전증을 발생시킬 위험이 있습니다. 따라서 가만히 누워 있기보다는 가끔 실내에서 가볍게 걸어주는 정도로 몸을 움직이는 쪽이 좋겠습니다.

산모와 아기가 여러 사람과의 접촉을 피하고 특히 산모는 무리하지 않도록 조심해야 한다는 큰 틀에서 삼칠일은 분명 합리적이고 필요성이 인정되는 전통입니다. 다만 앞서 살핀 것처럼 바뀐 환경이나 현대의 의학적 근거를 바탕으로 바뀐 환경에 적응시켜 나가는 지혜는 필요합니다.

아기는 **잠**을 많이 자야 정상이다?

아기들은 어른에 비해 많은 잠을 자며, 깊은 잠은 아이의 두뇌발달과 성장에 대단히 중요한 역할을 합니다. 잠이 먹는 것만큼이나 중요한 시기이지요. 그러나 아이들을 충분히 재우는 것이 그렇게 쉽지는 않습니다. 무엇보다 아이들은 어른들보다 수면 주기가 짧기 때문에 깊은 잠과 얕은 잠의 변화가 자주 나타납니다. 그래서 아기들은 자면서도 하품을 하거나 옹알거리며, 잠에서 깨어나 우는 일이 흔합니다.

아기들은 잠버릇도 가지가지여서, 낮에 잘 놀고 밤에 잘 자는 이상적인 스타일이 있는가 하면 낮에는 취한 듯 자다가 밤에는 눈이 말똥말똥해져 어른들을 당혹스럽게 하는 아기가 있습니다. 밤낮을 구별하지 못하는 것은 엄마 뱃속에서의 기억이 남아있기 때문이지만, 밤낮이 바뀌거나 밤잠이 없는 아이들도 4개월 정도부터는 비록 적극적이지는 않더라도 밤에 잠을 이뤄보려는 경향을 보이기 시작합니다.

그러므로 이 때부터 아이의 올바른 수면 습관을 의도적으로 꾀해볼 수 있습니다. 이를 위한 가장 중요한 원칙은 먹고 노는 것은 낮에, 잠은 밤에 잔다는 사실을 인식시키는 것입니다. 대부분 이즈음의 아이들은 6시간 정도는 먹지 않는 것이 가능해지므로 밤에 일부러 자는 아이를 깨워 먹이는 일은 없도록 해야 합니다. 아이가 깨더라도, 뒤척이다 곧 잠들 수 있으므로 몇 분간은 지켜보면서 젖꼭지나 우유병은 되도록 대주지 않는 것이 좋습니다.

만약 아이가 낮잠을 오래 자면 자연스러운 방법으로 깨어나도록 유도하고, 밤에 잠들 기미가 보이지 않으면 책을 읽는 등의 차분한 놀이로 잠이 들게 만듭니다. 특히 돌이 지나면 낮잠을 2시간 이내로 줄여 밤에 잠을 이루는 것이 힘들지 않도록 해주어야 합니다. 물론 이런다고 금새 아이들의 잠자는 습관이 좋아지는 것은 아닙니다. 일주일도 안 되어 길이 드는 경우가 있고 몇 주씩 걸리는 경우도 있습니다.

간혹 밤과 낮을 정상적으로 가리고 잠투정도 부리지 않지만 잠자는 시간이 전체적으로 짧은 아이가 있습니다. 아기들은 평균적으로 잠이 많긴 하지만 이렇게 평균에 비해 잠을 적게 잔다고 해서 비정상은 아닙니다. 질병으로 나타나는 일시적인 현상이 아니라 오랫동안 지속되어온 것이라면 그 아이만의 고유한 개성과 수면 리듬으로 이해하면 됩니다. 중요한 것은 규칙적이고 일관적인 수면 습관이라고 할 수 있습니다.

모든 아이의 개성은 저마다 다르고, 가족의 개성 역시 제각기 다르므로 아이의 올바른 수면 습관을 기르는 방법 역시 천편일률적으로 정할 수는 없을 것입니다. 다만 극단적이고 감정적인 대응만 배제된다면 부모의 일관성 있는 대응은 아기가 이후에 여러 가지 사항에 적응하는 데도 도움을 줄 것입니다.

업혀 자라면 다리가 휘어진다?

아직 걸음마를 익히지 못한 어린아이라면 누구나 엄마 등에 업혀서 노는 것을 좋아합니다. 엄마 입장에서도 집안일로 한창 바쁠 때는 떨어져 있지 않으려고 보채는 아이를 업고 일하는 편이 차라리 나을 때가 있습니다. 하지만 아이를 업어주면 커서 다리가 휘어진다는 말들이 많아서 마음 한 구석으로 신경이 쓰이게 됩니다. 때로는 아이의 다리가 벌써 벌어진 것 같아 더 이상 업어줘서는 안 되겠다는 생각이 들기도 합니다.

양 무릎이 붙지 않고 다리가 전체적으로 벌어져 보이는 O형 다리, 무릎은 붙더라도 발뒤꿈치가 서로 닿지 않는 X형 다리는 맵시를 떨어뜨리는 데다가 다리도 짧아 보이게 만듭니다. 아무리 잘생기고 멋진 남자, 예쁘고 아름다운 여자라도 다리가 휘었다면 고민이 이만저만이 아닐 것입니다. 그러니 혹시라도 자식의 다리가 휠까 어릴 때부터 어머니들이 신경을 쓰는 것은 당연한 일이겠지요.

하지만 어렸을 때 업혀 자랐기 때문에 다리가 휘었다는 말은 그럴

듯하긴 해도 사실 의학적인 근거가 있는 이야기는 아닙니다. 그보다, 바닥에 앉아서 많은 시간을 보내는 우리의 전통적인 생활방식이 후천적으로는 가장 큰 영향을 끼치는 것으로 보입니다. 이를테면 양반다리로 앉거나 W자 모양으로 주저앉는 자세 등이 그렇습니다. 이는 좌식 생활을 하지 않는 서양인의 곧은 다리를 떠올리면 쉽게 이해할 수 있습니다. 같은 동양인이면서도 입식 생활에 익숙한 중국인이나 필리핀인 역시 다리가 비교적 곧기는 마찬가지지요.

확실히 곧은 다리가 휜 다리보다 예쁜 것은 사실이지만 아직 제대로 앉지도, 걷지도 못하는 아이들의 다리를 보면서 지레 걱정할 필요는 없습니다. 그 시기 아이들의 다리가 O형인 것은 발육과정에서 나타나는 자연스러운 현상이니까요. 3세 정도까지 휘어져 있던 다리는 크면서 서서히 제자리를 찾아 초등학교에 입학할 즈음에는 곧고 예쁜 다리로 돌아오게 됩니다. 다만 무릎 안쪽이 급하게 휘어져 있거나, 한쪽 다리만 휘었거나, 시간이 지나면서도 휘어지는 정도가 더 심해진다면 구루병 등의 병적인 질환을 의심해 전문의를 찾아볼 필요가 있겠습니다.

다른 병은 없는데 벌어진 다리가 보기 싫은 사람은 물리치료 등으로 다소의 교정 효과를 얻을 수 있으며, 상태가 심하면 뼈를 인위적으로 잘라 다시 이어주는 수술을 시행하기도 합니다. 간혹 신문, 잡지에 다리 교정용 보조기에 대한 광고가 나오기도 하는데 다리 교정에 보조기는 별 효과가 없다는 것이 전문가들의 일반적 견해입니다. 의사의 처방 없이 잘못 사용했다가는 도리어 관절을 상할 수 있으므로 주의해야만 합니다.

Point

어렸을 때 업혀 자랐기 때문에 다리가 휘었다는 말은 그럴듯하지만 의학적인 근거는 없습니다. 그보다, 바닥에 앉아서 많은 시간을 보내는 우리의 전통적인 생활방식이 후천적으로는 가장 큰 영향을 끼치는 것으로 보입니다.

보행기를 태우면 일찍 걷는다?

    요즘 어머니들은 아이들을 키우는 일에 있어서 자신의 아이가 다른 아이들보다 무엇이든 조금이라도 앞서길 바라는 듯합니다. 빨리 걷게 되기를 바라는 마음도 마찬가지여서, 어떤 어머니들은 태어난 지 몇 개월 되지 않은 아이를 보행기에 앉히는 모습도 심심찮게 보게 됩니다. 과연 이러한 것이 실제로 아이의 빠른 발육에 도움이 될까요?

    결론부터 말하자면 많은 어머니들의 생각과는 달리 보행기가 정상적인 아이의 발육을 촉진시킨다는 의학적인 근거는 없습니다. 아기들은 각자 고유한 발달 리듬을 갖고 있어서 보행기와는 상관없이 개인차를 보이며 성장하기 마련입니다. 그리고 좀더 빨리 걷게 된다고 해도 이후에 아이의 지능 발달 등에 영향을 미치지는 않습니다.

    아이에게 보행기를 태우는 것에 대해 학계에서는 오히려 부정적인 입장입니다. 아이가 제대로 걸으려면 다리 근육의 전체적인 훈련이 필요한데 보행기는 발로 미는 동작을 주로 하게 만들어 종아리 근육만 쓰게 합니다. 정신적으로도 아이로 하여금 쉽게 움직일 수 있는 보행기에 의지하도록 만들어 걸으려는 의욕과 노력을 꺾을 수 있습니다. 어머니들의 기대와는 정반대로, 결과적으로는 발달을 더디게 만들 수 있는 것이죠.

아예 미국 소아과학회는 보행기를 태우지 말라고 권고하고 있을 정도입니다. 보행기가 아기의 근육과 정서 발달을 방해한다고 발표한 미국의 한 연구진은 보행기를 지나치게 일찍, 제대로 앉지도 못하는 5개월 이전에 사용하면 아기의 척추에 손상을 입힐 수 있다고 지적하고 있습니다. 또한 보행기를 탄 아이들이 전혀 타지 않은 아이들에 비해 2개월 가량 늦게 걷는 것으로 나타났으며, 보행기 때문에 원하는 물건을 집을 수 없고 자신의 발놀림도 못 보기 때문에 정신발달이 느리다고 합니다.

그러나 보행기가 잠깐씩 어머니들의 손을 덜기 위해 유용하게 사용되는 경우를 무시할 수는 없습니다. 보행기를 태워야만 한다면 허리를 가눌 수 있고 보행기를 밀고 다닐 만큼 다리에도 힘이 붙는 8개월 이후에 사용하는 것이 좋습니다. 사용 시간도 하루에 두 시간 이상은 넘지 않도록 해야 합니다. 그리고 보행기는 높이가 너무 높거나 낮지 않게, 다리에 힘을 주면 거의 그 상태에서 설 수 있는 정도가 적당하겠습니다.

태우는 시기와 시간을 지킨다면 보행기는 적어도 어머니들에겐 유용한 기구가 될 수 있지만 아이의 빠른 발육을 목적으로 보행기를 사용하는 것은 전혀 도움이 되지 않습니다. 간혹 다른 아이들보다 걸음마가 많이 늦는다고 더욱 보행기에 매달리는 경우가 있는데, 만일 15개월이 지났는데도 걸음마를 못할 정도라면 전문의와의 상담이 필요합니다.

Point

아기들은 보행기와는 상관없이 개인차를 보이며 성장하기 마련입니다. 오히려 보행기는 종아리 근육만 쓰게 만들어 근육의 발달을 방해하고, 정신적으로도 아이로 하여금 걸으려는 의욕과 노력을 꺾어놓을 수 있습니다.

안경 쓰면
시력이 더 떨어진다?

눈이 나빠진 것 같다고 하면서도 정작 안경을 쓸 생각은 없다고 말하는 사람들이 적지 않습니다. 안경을 쓰면 눈이 더 나빠진다는 생각을 갖고 있기 때문입니다. 특히 열 살도 안 된 어린 자녀를 둔 부모들은 한창 자라는 때부터 안경을 쓰기 시작하면 시력이 더 떨어지지 않을까 걱정스러워합니다.

인체의 눈은 굴절 상태에 따라 근시, 원시, 난시 등으로 구분할 수 있는데, 어릴 때부터 안경을 쓰게 되는 사람들은 근시인 경우가 대다수입니다. 외부 광선이 눈에 들어오면 수정체에서 굴절되어 망막에 상(像)이 맺히는 것이 정상이지만 근시는 망막보다 앞쪽에 상이 맺혀 먼 곳의 사물이 또렷이 보이지 않습니다. 수정체와 망막의 거리가 길어질수록 그 정도가 심해지는데, 어린 시절에 안경을 처음 썼다가 청소년기를 거치면서 점점 도수가 높은 안경을 쓰게 되는 이유는 바로 여기 있습니다. 즉, 몸이 성장하면서 자연스럽게 안구의 크기도 커져 수정체와 망막의 거리가 늘고, 따라서 망막의 상은 더 앞에 맺혀 이전의 안경으로는 보정이 되지 않는 것입니다. 그래서, 대체로 10세 전후로 나타나기 시작하는 근시는 몸의 성장이 멈추는 때와 비슷하게 시력 저하를 멈추는 특징을 보입니다.

결국 눈이 점점 나빠지는 것은 안경과는 상관없이 나타나는 현상임을 알 수 있습니다. 안경은 근시, 원시, 난시 등 각자의 눈 상태에 따라 초점을 적절히 맞추어주는 보조도구일 뿐, 직접적으로 본래의 시력을 높이거나 떨어뜨리는 데 영향을 끼치지 않습니다. 즉, 안경이 시력을 높여주지도 않지만 한편으론 안경을 안 쓴다고 그것 때문에 더 나빠지지도 않는다는 뜻입니다. 안경을 쓰면 선명하게 잘 보이지만 벗으면 아예 쓰지 않았을 때보다 눈이 피로하고 불편함이 더 크게 느껴지므로 안경 때문에 시력이 떨어졌다고 착각하기 쉬울 뿐입니다.

성인은 안경이 없어도 불편하지 않다면 굳이 안경을 낄 필요가 없으나 어린이의 경우 시력 발달에 장애가 생길 수 있으므로 정확한 검사 후 알맞은 안경을 씌우는 것이 바람직합니다. 특히 두 눈의 시력차가 클 때는 반드시 안경을 착용해야 합니다. 양쪽 눈의 시력이 달라도 아이들은 무의식적으로 시력이 나쁜 눈은 사용하지 않고 잘 보이는 눈에만 의존하여 그다지 불편을 느끼지 못하기 때문에 다른 사람이 보기에도 겉으로는 별 문제가 없는 것처럼 보이지만, 이런 부등시를 오랫동안 방치하면 안경을 써도 교정하기 힘들 정도로 시력이 나쁜 약시 또는 사시가 될 수도 있으므로 부모들의 관심과 주의가 필요합니다.

TV 가까이 보면
눈 나빠진다?

안경 쓴 사람들은 대개 눈이 나빠지게 된 사연 몇 가지를 나름대로 갖고 있습니다. TV를 너무 가까이 봐서, 컴퓨터 오락을 자주해서, 혹은 책을 열심히 읽어서 등등, 대체로 오랜 시간 동안 무언가를 가까이 보았기 때문이라는 이유가 많습니다.

80% 가량의 사람은 태어날 때 원시(遠視) 상태로 태어나 시력이 좋지 않지만 점차 성장하면서 안구도 함께 자라나 정상적인 시력을 얻게 됩니다. 그런데 초등학교에 들어가면서부터는 유전적인 요인 등으로 인해 근시(近視)가 되는 아이들이 늘어나기 시작합니다. 안구가 커지고 수정체와 망막 사이의 거리가 길어지면서 물체의 상이 망막 앞에 맺혀 멀리 있는 사물이 또렷하게 보이지 않는 것입니다. 근시는 몸이 성장을 마칠 때까지는 안구도 커지면서 계속 진행됩니다.

그러므로 아무리 조심하면서 멀리서 TV를 본다고 해도 안구의 앞뒤 길이로 인해 나타나는 근시는 인위적으로 막을 수가 없습니다. TV를 가까이 봐서 눈이 나빠진 것이 아니라 사실은 눈이 나빠졌기 때문에 TV를 가까이 보는 것이라고 해야 맞는 것입니다. 보통 TV를 충분한 거리를 두고 보라는 것은, 정확히는 전자파의 영향을 덜기 위한 조언으로 볼 수 있습니다.

그렇다고 아이들 근시가 TV와는 무관하므로 마음껏 TV를 봐도 좋다고 해석해서는 곤란합니다. 지나치게 TV를 오래 시청하거나 불을 꺼놓고 보는 등의 잘못된 습관은 눈의 피로감을 높이므로 피하는 것이 좋습니다. 반드시 TV가 아니라도 사물을 가까이 보는 습관은 눈을 피로하게 만듭니다. 무언가를 가까이 보려면 멀리 있는 사물을 볼 때보다 안구 속의 근육을 훨씬 수축시켜야 하기 때문입니다. 비록 TV나 모니터를 멀리하기는 힘들지만 적어도 한 시간에 10분씩은 먼 곳을 봐주는 것이 눈의 피로를 푸는 데 도움이 됩니다.

그 외에 눈의 건강을 위한 생활 습관 몇 가지를 더 들어보면, 우선 밤에 불을 끄고 TV를 본다거나 책상에만 불을 밝혀 공부하는 등 빛의 명암 차이가 두드러지는 환경은 피하는 것이 좋겠습니다. 또한 흔들리는 차 속에서 책을 읽는 습관도 바람직하지 않습니다. 미국 안과학회는 몸에 수분이 충분하면 눈을 보호해주는 눈물의 분비가 왕성해지므로 하루 여덟 잔의 물을 마시는 것이 눈의 건강에도 좋다고 발표한 바 있습니다.

어른에 비해 아이들은 판단 능력이 떨어지기 때문에 일반적으로 시력이 나빠진 것도 잘 인지하지 못하고 따라서 그것을 표현하는 경우가 드뭅니다. 그러므로 아이들이 자꾸 TV나 모니터를 가까이 본다고 꾸중만 하려 들 것이 아니라 왜 가까이 보려고 하는지, 혹시 근시가 진행되는 것은 아닌지를 안과 검진을 통해 확인하는 것이 좋겠습니다.

Point

근시는 몸이 성장을 마칠 때까지는 안구도 커지면서 계속 진행되며, 아무리 조심해도 인위적으로 막을 수가 없습니다. TV를 가까이 봐서 눈이 나빠진 것이 아니라 사실은 눈이 나빠졌기 때문에 TV를 가까이 보는 것입니다.

손톱 반달이 선명하면 건강하다?

눈이 얼굴의 인상을 좌우한다면 손의 인상을 좌우하는 것은 손톱이라고 할 수 있습니다. 분홍빛을 띤 매끄러운 손톱은 건강하고 아름답다는 느낌을 줍니다. 반면, 손톱의 결이 거칠고 투박하면 그 사람의 전체적인 인상까지 그렇게 느껴지도록 만듭니다. 재미있는 것은, 실제로 손톱이 대체적인 몸의 상태를 반영한다는 사실입니다.

사람들이 느끼는 그대로 건강한 손톱은 부드럽고도 단단하며 윤기가 나는 것이 특징입니다. 또, 가볍게 꾹 눌렀다 떼면 하얗게 됐던 손톱이 금새 원래의 분홍빛으로 되돌아옵니다. 여기에 덧붙여, 예전부터 어른들께서는 손톱 밑 부분에 있는 반달 모양이 선명하게 드러나 보이면 몸이 건강한 것이고, 그렇지 않으면 어딘가 아픈 곳이 있든가 빈혈기가 있는 것이라는 말씀을 하셨습니다.

그러나 손톱 반달은 사람에 따라서 전혀 아픈 곳 없이 건강하더라도 원래 잘 보이지 않는 경우가 많기 때문에 손톱 반달만으로 단정지어서 말하기에는 무리가 있습니다. 손톱과 신체 건강을 연관지어서 이야기할 때 주목할 부분은 반달의 선명함보다는 손톱의 형태나 색깔이라고 할 수 있습니다.

예컨대 손톱 표면의 세로줄이 두드러지면 노화 현상이나 전체적으로 영양 상태가 부실하기 때문으로 볼 수 있습니다. 손톱에 힘이 없고 가운데 부분이 오목하게 들어가 보인다면 철분 결핍성 빈혈을 의심할 만합니다. 외부에서 특별한 상처를 받지 않았는데도 손톱 색이 불투명해지면서 손톱 끝에 검은 띠가 보일 때는 특히 유의해야 합니다. 이것은 나이가 들면서 생기기도 하지만 암, 심부전증, 당뇨 등의 질환에서도 나타날 수 있기 때문입니다.

개인차가 크기 때문에 손톱의 조그만 변화에 너무 예민하게 반응할 필요도 없고 손톱 하나로 병을 진단하려는 자세 또한 바람직하다고 볼 수는 없습니다. 다만 앞서 설명한 것처럼 신체의 문제가 손톱으로 드러날 수 있으므로 다른 이상 증세가 느껴지지는 않는지 조심할 필요는 있습니다.

간혹 손톱에 광택이 없고 잘 부스러진다는 사람들 중에는 손톱 건강을 위한 목적으로 칼슘을 집중 섭취하는 사람이 있습니다. 아마도 손톱이 단단하니까 뼈와 마찬가지로 칼슘이 주성분일 거라고 생각하기 쉽지만, 피부의 표피가 변하여 만들어진 손톱은 뼈와는 성분이 다릅니다. 손톱의 주된 성분은 케라틴이라는 단백질 성분으로, 붉은 고기나 계란처럼 단백질이 풍부한 식품이 우선적으로 도움이 되며, 적당한 칼슘과 비타민을 함께 섭취해주는 것이 좋습니다. 특정 질환으로 손톱이 상했을 때는 원인이 되는 병을 우선적으로 치료해야 함은 물론입니다.

Point

손톱 반달은 사람에 따라서 전혀 아픈 곳 없이 건강하더라도 원래 잘 보이지 않는 경우가 많습니다. 손톱과 신체 건강을 연관지어 이야기할 때 주목할 부분은 반달의 선명함보다는 손톱의 형태나 색깔입니다.

혈액형으로 성격 파악?

　누군가를 알아가는 과정에서 한 번쯤 물어보게 되는 것 중 하나가 바로 혈액형입니다. 사람들은 상대방의 혈액형이 무엇인지 알고 나면 그 사람이 어떤 기질을 갖고 있는지 나름대로 파악했다고 여깁니다. 자신과는 성격이 잘 맞을지, 안 맞을지도 짐작해봅니다. 잡지나 TV 등에서 흥밋거리로 소개되어온 내용들이 이제는 사람들의 뇌리에 각각의 혈액형에 대한 이미지를 거의 고정관념처럼 심어놓은 듯합니다.

　한 전문조사기관이 우리나라 사람들의 혈액형에 대한 인식을 알아보기 위해 실시한 설문조사는 이런 사실을 그대로 보여줍니다. 구체적인 내용을 살펴보면, 사람들이 가장 좋아하는 혈액형은 성격이 원만하고 활발하며 화끈하다는 이유를 들어 O형이 꼽혔습니다. 인구수는 A형 31.8%, O형 26.6%, B형 23.7%, AB형 13.0% 순으로 A형이 가장 많은데도 인기는 O형이 제일 많다고 나타난 것입니다. 반면, 가장 선호도가 낮고 대인관계가 원만하지 않다고 생각되는 혈액형으로는 AB형이 꼽혔습니다.

그러나 혈액형으로 성격과 기질을 판별할 수 있다는 주장은 과학적, 의학적으로는 전혀 근거가 없는 이야기입니다. 혈액형을 구분하는 방식에는 이미 대중적으로 널리 알려진 ABO식과 RH식이 있으며, MN식, P식, Q식 등 일반에게 잘 알려지지 않은 방식도 상당히 여러 종류가 존재합니다. 그런데 유독 ABO식으로만 성격을 판별할 수 있다는 것은 그 자체로 모순이라고 하겠습니다.

애초에 혈액형이 성격을 결정한다는 이론은 20세기 초, 인종차별의 근거로 유럽에서 만들어낸 것입니다. 서양인은 대부분 A형과 O형이고 B형과 AB형은 10%에 불과한데, 황인종은 그렇지 않으니 백인종보다 열등하다는 말도 안 되는 논리를 편 것입니다. 이것이 일본으로 넘어오면서 개개인의 성격 판단 기준으로 쓰이게 되었고, 우리나라에도 영향을 미치게 되었습니다. B형과 AB형에 대해 안 좋은 평가가 상대적으로 많은 이유도 이런 배경 때문으로 볼 수 있습니다.

'혈액형과 성격'을 통계적인 자료로 볼 수 있다고 주장할지도 모르지만 이것 역시 상당한 무리가 따르기는 마찬가지입니다. 누군가의 성격을 자로 잰 듯 정확하고도 객관적으로 구분지어 설명할 수는 없기 때문입니다. 어떤 혈액형에 대한 설명인지를 가리고 모든 부분에 대해 자신의 혈액형이라고 생각하고 읽어본다면, 자신의 성격에도 분명히 그런 면이 있음을 알게 될 것입니다. 심심풀이 삼아 맞춰보는 정도라면 모를까, 어떤 과학적인 진실이 숨어 있는 양 혈액형으로 인간성의 우열을 가리면서 사람의 마음을 상하게 하는 일은 이제 없어져야 하겠습니다. 혈액형으로 성격을 볼 수 있다는 것은 피부나 체형으로 성격을 맞출 수 있다는 것만큼이나 황당무계한 일입니다.

Point

혈액형 구분 방식은 상당히 여러 가지입니다. 그런데 유독 ABO식으로만 성격을 판별할 수 있다는 것은 그 자체로 모순입니다. 또한 애초에 혈액형이 성격을 결정한다는 이론은 인종차별의 근거로 만들어진 것에 불과합니다.

스트레스 받으면
머리칼이 빠진다?

어느 날 갑자기 머리카락이 술술 빠지고 머릿속이 훤하게 들여다보인다면? 아마도 이런 상황 앞에서 초연할 수 있는 사람은 없을 것입니다. 외모에 대한 콤플렉스를 가져올 뿐 아니라 알게 모르게 대인관계에서도 손해를 보는 경우가 종종 있기 때문에 사람들에게 탈모는 여간 고민스러운 문제가 아니지요.

여성들 앞에서 자신의 가발을 벗기고 놀린 데 격분해 한 남자가 친구를 죽이고, 또 이 남자에 대해 인터넷 탈모 사이트 회원들이 선처를 호소하는 일이 있었을 정도니, 탈모에 대한 사람들의 공포와 수치심이 어느 정도인지 조금은 짐작해볼 수 있습니다.

탈모는 유전적 요인이 강한 것으로 알려져 있지만, 이 외에도 최근 여러 연구결과를 통해 스트레스, 정신적 충격이 발모에 악영향을 미친다는 사실이 구체적으로 밝혀지고 있습니다. 동물 대상의 한 실험에서는 소음, 전기 자극 등을 주었을 때 염증세포가 활성화되어 가려움증과 탈모 증상을 일으키는 것으로 나타나기도 했습니다.

취업난과 격무에 시달리는 우리나라에서 20, 30대의 탈모 환자가 늘어나고, 미국에서도 9 · 11 테러 이후 탈모 환자가 급증했다는 사실은 정신적 충격과 스트레스가 탈모와 깊은 영향이 있음을 간접적으로 보여줍니다.

이렇게 정신적 원인으로 인한 탈모는 대개 원형 탈모의 모습을 보이는 것이 특징입니다. 이마가 점점 넓어지는 일반적인 탈모와는 다르게 남성보다 여성들에게 좀더 많이 나타나며 청년층에 잘 발생한다는 것도 주목할 만한 점입니다.

원형 탈모는 대개 아무런 전조 증상 없이 갑자기 나타납니다. 그래서 처음에는 본인도 잘 모른 채 지나쳤다가 주위 사람들이 먼저 발견하여 알게 되는 경우가 많습니다. 탈모는 작게는 동전만 하게, 크게는 손바닥만 하게 원형을 그리며 점차 진행되는데, 가끔씩은 눈썹이나 음모에 발생하기도 합니다.

아이러니하게도, 이런 탈모 증상을 없앨 수 있는 가장 좋은 방법은 되도록 탈모에 신경 쓰지 않는 것입니다. 머리카락이 더 빠졌는지, 아니면 조금이라도 새로 나왔는지 너무 자주 확인하면서 전전긍긍하는 일은 금물입니다. 정상 모발도 매일 수십 개에서 100개 정도의 머리카락이 빠지는 것은 지극히 정상적인 현상입니다.

만일 증세가 심하다면 부신피질 호르몬제, 신경 안정제 등의 약물 치료를 병행해야 하겠지만, 긍정적인 태도와 적당한 운동, 취미생활로 생활에 가벼운 변화만 주어도 증세를 호전시킬 수 있습니다.

Point

탈모는 유전적 요인이 강하지만 최근 여러 연구결과를 통해 스트레스, 정신적 충격이 발모에 악영향을 미친다는 사실이 구체적으로 밝혀지고 있습니다. 이렇게 정신적 원인으로 인한 탈모는 대개 원형 탈모의 모습을 보이는 특징이 있습니다.

면도하면
털이 더 많이 난다?

몸에 난 털은 양면적인 모습을 갖고 있는 듯합니다. 아기와 청소년들의 보송보송한 솜털은 귀엽다는 느낌을 주고 남자들의 적당한 구레나룻은 남성적인 매력을 느끼게 합니다. 하지만 성숙한 여성들에게만큼은 털이 그다지 반가운 존재가 못 되지요. 스타킹 사이로 삐죽삐죽 나온 다리털, 겨드랑이 아래에 난 털은 보는 사람에게도 곱지 않습니다. 그래서 유난히 털이 많은 여성들은 여름이 다가오면 어떻게 효과적으로 털을 없앨지 신경 쓰지 않을 수 없습니다.

가장 손쉬운 방법은 남자들이 턱수염을 면도하는 것처럼 털을 면도기로 밀어버리는 것이지만, 문제는 털이 조금씩 자라서 매일 면도하기에는 번거로울뿐더러 새로 자라는 털들이 더 굵고 많아 보인다는 것입니다. 그러나 털을 깎고 나면 숱이 많아진다는 이야기는 사실과 다르며, 이것은 일종의 착시현상이라고 할 수 있습니다.

면도기로 털을 밀고 나면 잘린 털끝은 자연스럽게 뾰족한 상태가 아니라 뭉툭한 면을 이루기 때문에 그렇게 보이는 것뿐입니다. 또한 어느 정도 길이가 있는 털은 굽어지면서 부드러운 느낌을 주지만 면도 후 갓 올라오는 털은 짧아서 뻣뻣하기 때문에 더욱 두껍다는 느낌을 주게 됩니다.

핀셋으로 털 한 가닥을 뽑으면 그 자리에서 두세 가닥이 나오기도 한다는 말 역시 의학적으로 근거가 없습니다. 새로 나오는 털은 피부에 남아있는 모근에서 다시 자라난 것인데, 하나의 모근에서는 하나의 털만 나오기 때문입니다.

털의 굵기와 숱의 정도는 유전적 요인과 호르몬 작용에 따라서 좌우됩니다. 전체 머리카락의 수는 태어날 때부터 결정되어 있으며 성장하면서 일정한 정도까지 굵어질 따름입니다. 그러니까 어린 아기의 머리칼을 밀어주면 숱이 많아진다는 이야기도 속설에 지나지 않는 것입니다.

털을 제거하는 방법은 면도 외에도 레이저, 족집게, 제모제, 왁스 등 여러 가지가 있는데, 저마다 장단점이 있습니다. 번거롭고 귀찮은 것만 감수할 수 있다면 자주 면도를 해도 좋으며, 털이 더 굵게 많이 자라지는 않을까 하는 고민은 안 해도 됩니다. 다만 면도는 눈에 띄지 않게 피부를 자극하기 때문에 남성에 비해 상대적으로 피부가 약한 여성은 세심한 주의를 기울일 필요가 있습니다. 가능하면 샤워시 피부가 부드러워진 상태에서 면도를 하고, 그 다음에는 보습제를 발라주는 것이 도움이 됩니다.

Point

면도기로 털을 밀면 잘린 털끝은 자연스럽게 뾰족한 상태가 아니라 뭉툭한 면을 이루기 때문에 털이 굵어지고 숱이 많아진 것처럼 보입니다. 털을 뽑아내더라도 피부에 남아있는 하나의 모근에서는 하나의 털만 나옵니다.

여드름은
사춘기의 상징?

맑고 고운 피부에 대한 관심은 남녀노소를 가리지 않습니다. 한창 공부에 열중해야 하는 중 · 고등학생들이라고 다를 바는 없지요. 그래서, 얼굴에 여드름이 난 학생들을 보면 어쩌면 성적보다 여드름으로 더 많은 고민을 하고 있을지 모르겠다는 생각이 들기도 합니다. 보는 사람들이야 어른이 되면 저절로 낫는다면서 걱정 말라고 위로하지만 사실 이것도 맞는 말은 아닙니다.

흔히 여드름은 사춘기 또는 20대 초반에 났다가 어른이 되면 사라지는 것으로 알고 있지만, 실제로 여드름은 나이를 가리지 않고 찾아옵니다. 사춘기 때도 여드름은커녕 그 흔한 뾰루지 한 번 나지 않다가 30, 40대에 들어 여드름이 나는 사람들이 아주 많습니다. 다만 사춘기의 여드름과 성인의 여드름은 그 원인에서 다소 차이를 보입니다.

사춘기에 갑자기 여드름이 많아지는 이유는 남녀 모두에게 안드로겐이라는 남성호르몬이 왕성하게 분비되기 때문인데, 이 호르몬은 피지를 많이 만들 뿐 아니라 모공을 막기도 합니다. 이에 비해 성인 여드름은 호르몬뿐 아니라 화장품이나 약제, 알콜, 스트레스, 월경주기 같은 다양한 원인에 영향을 받습니다.

즉, 수면 부족 등으로 늘어난 부신피질 호르몬이 피지선을 자극할 수 있고, 여성들은 월경 전에 생식선 자극 호르몬과 프로게스테론 호르몬 증가로 여드름이 심해질 수 있습니다. 또한 화장을 하고 난 뒤 깨끗이 닦아내지 않은 화장품 성분이 땀구멍과 피지선 입구를 막아 여드름을 유발하기도 합니다. 스트레스 역시 큰 영향을 미쳐, 갓 취업을 했거나 과중한 업무에 시달리는 사람들에게 갑자기 여드름이 나는 경우가 적지 않습니다.

이런 성인의 여드름은 사춘기 여드름에 비해 완치가 어려워 우선은 원인을 없애는 것이 최선책입니다. 여성이라면 화장을 줄이거나 오일 성분이 적은 화장품을 사용하는 것이 바람직하겠지요. 피부가 지성인 사람들은 비누로 하루 두 번 정도 깨끗이 씻어주는 것이 좋지만, 너무 자주 씻으면 오히려 비누가 여드름을 자극해 악화시킬 수 있습니다.

이미 돋아난 여드름은 무리하게 손으로 쥐어짜지 말고 되도록 전문가의 치료를 받는 것이 좋습니다. 억지로 짜면 흉터도 흉터지만 미처 빠져 나오지 못한 고름이 다른 곳으로 확산될 수 있기 때문입니다.

얼굴에 난 여드름은 단지 피부만의 문제가 아닙니다. 감수성이 풍부한 사춘기 학생들이 심한 스트레스를 받는 것은 물론이고 성인의 경우 이성과의 교제나 직장생활에까지 자신감을 잃게 만들고 있습니다. 또한 여드름 환자의 평균 연령이 26.5세로 증가했다는 보고는 여드름이 더 이상 사춘기의 상징도, 청춘의 꽃도 아님을 말해줍니다.

Point

흔히 여드름은 사춘기 또는 20대 초반에 났다가 어른이 되면 사라지는 것으로 알고 있지만, 실제로 여드름은 나이를 가리지 않고 찾아옵니다. 다만 사춘기의 여드름과 성인의 여드름은 그 원인에서 다소 차이를 보입니다.

코피가 나면
머리를 뒤로 젖혀준다?

코피 정도야 별것 아니라고 생각하면서도 막상 코에서 느닷없이 주르르 흘러내리는 피를 보면 어린이는 물론이고 어른들도 당황하기 마련입니다. 부모의 입장에서는 자식이 두어 번만 코피를 흘려도 무슨 큰 병이 있는 것은 아닌지 가슴이 철렁해집니다.

코피는 왜 나고, 코피가 날 때 적절하게 대처하는 방법은 무엇일까요?

신체의 다른 이상으로 오는 것이 아니면 코피는 대부분 콧속의 점막 혈관이 손상되어 나오게 됩니다. 이 부위에는 모세혈관이 많고 혈관을 덮은 점막은 얇아서, 사고나 다툼으로 코를 부딪히면 상처가 나기 쉽습니다. 또 공기가 건조하면 콧속이 쉽게 말라서 점막이 헐거나 붓는데 이럴 때 코를 세게 풀거나 후벼도 혈관이 곧잘 터지게 됩니다.

일단 코피가 터지면 많은 사람들은 몸 밖으로 피를 내보내지 않아야겠다는 생각에 고개를 뒤로 젖히게 됩니다. 그리고 흔히 뒷목을 툭툭 두드려주는데 이 자세는 상당히 좋지 않습니다. 잘못하면 코피가

기도와 폐로 흘러들어가 합병증을 일으킬 수 있기 때문입니다. 입 속으로 고이는 피 역시 삼키면 구토나 위장장애를 일으킬 수 있으므로 뱉어내야 합니다.

코피를 멈추는 가장 바람직한 방법은 머리를 심장보다 높은 위치에서 가볍게 앞으로 숙이고 콧방울을 꽉 쥐어 밀어올리듯 압박해주는 것입니다. 이렇게 하면 보통 10분 이내에 출혈이 멈추는데, 콧속에 솜을 넣어 쥐면 압박 효과가 좀더 커집니다. 콧등을 눌러야 하는 것으로 아는 사람이 많지만 출혈 부위와는 상관이 없는 곳이므로 별 의미가 없습니다. 코 주위로 얼음주머니를 대주는 것도 증세를 완화하는 데 도움이 됩니다.

만일 코피가 계속되거나 출혈량이 많으면 서둘러 병원을 찾아야 합니다. 대수롭지 않게 여기는 코피지만 15분 이상 방치하면 쇼크를 일으킬 위험이 있기 때문입니다. 별다른 이유 없이 코피가 자주 나는 사람, 코 안쪽에서 피가 나오는 것처럼 느껴지거나 평소 심한 고혈압이 있었던 사람도 정확한 진단을 받아보는 것이 좋습니다. 대부분의 경우에는 이상이 없다는 진단 결과가 나오지만 아주 드물게는 백혈병, 혈우병, 혈소판 감소증 같은 혈액질환 등이 발견되기도 합니다.

의학적 이상이 없다면, 코피가 다시 나지 않도록 겨울처럼 건조한 시기에는 방안의 습도를 적당하게 유지하고, 특히 아이들은 코를 습관적으로 후비거나 문지르지 않도록 주의시켜야 합니다. 머리를 숙이고 과도하게 힘을 쓰는 일도 피하는 것이 좋겠습니다.

Point

코피가 기도와 폐로 들어갈 수 있으므로 고개를 뒤로 젖히면 안 됩니다. 코피를 멈추는 가장 바람직한 방법은 머리를 심장보다 높은 위치에서 가볍게 앞으로 숙이고 콧방울을 꽉 쥐어 밀어올리듯 압박해주는 것입니다.

소화되라고 운동한다?

　밥을 먹고 나면 누구든 나른해지기 마련입니다. 음식물을 소화시키기 위해 우리 몸이 위장에 많은 혈액을 보내 뇌의 혈액은 평소보다 부족해지기 때문이지요. 그런데 남들은 이렇게 나른해할 때, 한창 다이어트 중이거나 중독되다시피 운동을 즐기는 사람들 가운데는 기다렸다는 듯 식후 운동을 시작하는 이들이 적지 않습니다.

　그 나름의 논리는 이렇습니다. 밥을 먹고 바로 운동을 하면 음식물의 칼로리를 몸에서 흡수하기 전에 없앨 수 있으므로 살이 찌지 않으리라는 것입니다. 가만히 있는 것보다 소화가 촉진돼서 몸에 더 유익하다고 말하기도 합니다. 가만히 늘어져 있는 것보다 활기차게 운동하는 모습이 좋아 보이긴 하지만 실제로 정말 그런지는 따져볼 필요가 있습니다.

　우리 몸은 위장에 음식물이 들어오면 일정 시간 동안 영양분을 흡수하고 저장합니다. 그리고 나중에 운동할 때는 이를 이용해 에너지를 소비하게 됩니다. 그런데 식후에 바로 운동을 하게 되면 신체는 이런 상반된 작용을 동시에 해내야 하므로 생체 리듬에 악영향을 받게 됩니다.

즉, 식후에는 많은 피가 소화기로 몰려 있는 상태인데 곧바로 운동을 하게 되면 근육에도 다시 많은 피를 보내야 하므로 위장 운동에 무리가 가는 것은 물론, 운동 효과 또한 기대하기 어렵게 되는 것입니다. 식후 얼마 지나지 않아 운동할 때 뱃속이 불편하고 왠지 기운이 달리는 듯한 느낌이 드는 것도 이런 이유 때문이라고 볼 수 있습니다. 그러므로 식사를 한 뒤에는 적어도 2시간 정도가 지난 다음 운동을 시작하는 것이 바람직합니다. 특히, 평소 위장이 안 좋거나 소화가 잘 안 되는 사람이라면 식후 운동은 절대적으로 피해야 할 사항입니다.

그럼 이와는 반대로, 운동을 하고 난 다음에 식사를 하는 것은 어떨까요? 가벼운 운동은 대사활동이 왕성해지고 식욕이 높아지기 때문에 소화와 흡수가 잘 이루어지기는 하지만, 만일 살을 빼기 위한 목적이라면 딱히 좋은 방법이라고 할 수는 없겠습니다. 그러나 짧은 시간에 이뤄지는 강한 운동의 경우, 혈액이 근육쪽으로 몰려 있는 상태라 운동 직후엔 그다지 입맛이 당기지 않습니다. 따라서, 점심시간이 정해져 있는 직장인이라면 이를 이용해 강도가 높은 운동과 간단한 식사로 체중감량 효과를 볼 수 있을 것입니다.

운동은 우리의 건강을 지킬 수 있는 최고의 수단입니다. 그런데 똑같은 시간과 노력을 들이면서도 잘못된 상식으로 오히려 건강을 해치는 결과를 낳고 있다면 억울한 일이 아닐 수 없습니다. 잠깐을 운동하더라도 올바른 방법으로 해야 하겠습니다.

Point

우리 몸은 음식물이 들어오면 일정 시간 동안 영양분을 흡수하고 저장하며, 운동할 때는 이를 이용해 에너지를 소비합니다. 그런데 식후에 바로 운동하면 이런 상반된 작용을 동시에 해내야 하므로 생체 리듬에 악영향을 미칩니다.

한여름
운동은 조심하라?

우리나라처럼 사계절이 뚜렷하여 강추위와 무더위가 기승을 부리는 때에는 아무리 꾸준하게 운동을 하겠다고 다짐한 사람이라도 계획을 지키기가 정말 쉽지 않습니다. 특히 입맛이 떨어지고 몸도 축 늘어지는 한여름엔 그야말로 손가락 하나 까딱하기가 싫어지지요. 그래도 비장한 각오로 땡볕에 나서는 사람들이 있기 마련. 하지만 무더운 여름에도 평소처럼 운동하다가는 도리어 건강을 해칠 수 있습니다.

흔히 겨울 운동이 여름 운동보다 어렵다고 생각하지만 실제로 조심해야 할 사항들은 여름철에 더 많습니다. 우선 운동 시간대는 햇살이 퍼지기 전 이른 아침이나 초저녁을 택하는 것이 좋습니다. 그래도 온도와 습도는 여전히 높기 때문에 햇볕을 피한 시간이라도 운동이 쉽지는 않습니다. 그러므로 운동 강도를 평소보다 낮추어 30분 정도로 해주는 것이 적당하며 한 시간은 넘기지 않도록 해야 합니다.

만일 욕심을 부려서 무더위에도 운동량을 지나치게 높이거나 햇볕을 너무 오래 받으면 두통, 메스꺼움 등의 일사병, 열사병 증상을 나타낼 위험이 있습니다. 특히 평소 고혈압이 있거나 심장이 약한 사람들은 이상 증세를 보이기 쉬우며, 고령자는 젊은이보다 기온 변화에 몸이 민감하게 반응하므로 각별한 주의가 필요합니다.

여름철 운동에서 중요한 것 또 하나는 바로 충분한 수분 섭취입니다. 물은 단번에 많이 마실 것이 아니라, 운동 전후를 비롯해 운동중에도 20분 정도에 한 번씩 수시로 마셔줘야 합니다.

복장 역시 신경 써야 할 부분입니다. 살을 빼기로 작정한 사람들 가운데는 흔히 '땀복'이라고 부르는 방수 트레이닝복을 입는 이들이 많습니다. 조금만 움직여도 땀이 줄줄 흐르는 한여름에 땀복까지 입으면 땀이 비 오듯 쏟아지겠지요. 하지만 이것은 상당히 위험한 행동입니다. 땀은 많이 흘리는데 증발은 되지 않아서 체온이 급격하게 상승, 열경련이나 탈수를 일으킬 수 있기 때문입니다. 게다가 이런 식으로 내는 땀은 몸무게는 줄일지 몰라도 체지방을 줄이는 데는 도움이 되지 않습니다.

맨살을 거의 드러낸 가벼운 차림으로 하는 운동도 몸에 좋은 것은 아닙니다. 피부가 강한 자외선에 그대로 노출되어 일광화상을 입을 수 있으니까요. 가장 적당한 차림은 통풍이 잘 되는 얇은 면옷이라고 하겠습니다.

조심할 것들도 많고 몸도 피곤하니 차라리 한여름엔 운동을 안 하는 쪽이 낫겠다고 생각할지 모르지만, 외부 환경에 대한 적응력을 높이고 무더위로 지치는 몸의 체력을 기르는 데 운동만 한 것은 없습니다. 여러 연구 결과도 무더위에 규칙적으로 운동을 한 사람이 그렇지 않은 사람보다 심장기능이나 소화기능, 폐활량 등에서 우수하다는 사실을 보여주고 있습니다.

Point

외부환경에 대한 적응력을 높이고 무더위로 지치는 몸의 체력을 기르는 데 운동만 한 것은 없습니다. 다만 일사병, 열사병, 탈수에 대한 우려로 한여름에는 운동 시간대나 강도, 옷차림 등 조심해야 할 사항들이 많습니다.

성형수술 하면
당연히 예뻐진다?

지금의 성형수술은 외형상의 장애를 교정하는 쪽보다는 미용적 수술이 훨씬 많은 비중을 차지하고 있습니다. 수술 부위도 워낙 다양해져서 쌍꺼풀을 높이고 코를 높이고 입술을 도톰하게 만드는 등의 얼굴 성형뿐 아니라, 가슴, 종아리, 복부 등 신체의 모든 부위가 성형수술의 대상이 되고 있습니다.

그런데 성형수술이 더 예쁘고 잘생긴 외모를 위한 수술이라고 해서 모든 사람이 만족할 만한 결과를 얻을 수 있는 것은 아닙니다.

우선 환자 자신이 그 이유가 되는 경우를 생각해볼 수 있습니다. 성형외과를 찾는 환자들 가운데는 자신이 갖고 태어난 본래의 신체 조건을 완전히 무시한 채, 눈은 누구, 코는 누구, 입술은 누구, 하는 식으로 영화배우 같은 빼어난 모습을 기대하는 사람들이 있습니다. 이렇게 지나친 기대와 욕심을 가진 환자들은 객관적으로는 괜찮은 결과가 나오더라도 자신은 크게 실망하기 쉬우므로 차라리 수술을 하지 않는 쪽이 바람직합니다. 또한 우리나라 사람들에게는 드문 편이지만 비정상적으로 흉터가 크게 생기는 켈로이드 체질을 갖고 있다면 수술에 좀더 신중할 필요가 있습니다.

하지만 환자 자신의 조건보다도, 수술을 만족할 수 없게 만드는 결정적인 원인은 부작용과 후유증이라고 할 수 있습니다. 성형수술의 기본이자 필수라고들 얘기하는 쌍꺼풀과 코수술은 요즘 너무나 많은 사람들이 하고 있기에 수술 같지도 않다고 생각할지 모르지만, 모든 수술에는 부작용이나 후유증의 위험이 도사리고 있기 마련입니다.

수술한 눈이 제대로 감기지 않는다든가, 코끝이 부어오른다든가, 원하던 대로 예쁘게 됐지만 다른 부분이 영향을 받아 전체적으로는 기이한 인상을 준다든가…. 특히 얼굴에 하는 미용성형은 아주 미미한 실수만으로도 심각한 결과를 초래하고 절대 원래의 상태로 되돌아갈 수 없으므로 수술 후 발생할 수 있는 문제점에 대해 의사로부터 충분한 설명을 들어야 합니다.

그리고 성형수술은 되도록 전문의에게 시술 받을 것을 권합니다. 법률상 의사면허를 얻으면 어떤 분야든 진료와 수술이 가능하도록 되어 있지만, 아무래도 비전문의보다는 훈련과 경험이 풍부한 전문의가 수술 결과뿐 아니라 수술 중 뜻하지 않게 발생할 수 있는 문제들에 대처할 수 있는 능력이 좀더 나을 수밖에 없기 때문입니다.

확실히 성형수술은 올바로 활용하면 콤플렉스를 없애 생활의 만족도를 높이고 자신감을 줄 수 있다는 장점이 있습니다. 그러나 성형외과 의사는 마법사가 아니며 누구든지 성형수술을 통해 아름답고 잘생긴 외모를 가질 수는 없다는 사실을 명확히 인식해야 하겠습니다.

Point

본래의 신체 조건을 무시한 채 지나친 기대와 욕심을 가진 환자들은 객관적으로는 괜찮은 결과가 나오더라도 자신은 크게 실망하기 쉽습니다. 또한 모든 수술에는 부작용이나 후유증의 위험이 도사리고 있기 마련입니다.

성장호르몬 맞으면 키가 큰다?

예전에 비해 청소년들의 평균 신장이 크게 늘었지만 남들보다 작은 키로 고민하는 학생들이 많습니다. 요즘처럼 키와 외모에 대한 관심이 높은 시대에 그런 고민은 어쩌면 당연하다고 할 수 있겠습니다.

그런데 언젠가부터 키를 자라게 해주는 해결책으로 성장호르몬 주사가 큰 관심을 불러일으키고 있습니다. 결코 작다고 할 수 없는 학생들까지 좀더 클 수 있을까 싶어 병원을 찾는 실정입니다. 과연 청소년과 학부모들의 기대대로 성장호르몬 요법은 누구에게나 효과를 보장하는 것일까요?

원래 우리 몸의 뇌하수체에서 자연적으로 분비되는 성장호르몬은 사춘기에 분비량이 최고에 달해 뼈를 길게 하고 근육을 증가시키는 역할을 합니다. 나이가 들면서는 점차 감소하여 60대에는 절반 이하로 떨어지지만 운동이나 영양상태 등 환경적인 조건에 따라 많은 영향을 받습니다. 만일 이 호르몬이 성장기에 어떤 원인으로 분비되지 않거나 양이 적어지면 키가 자라는 데 심각한 영향을 끼치게 됩니다.

하지만 아이의 키가 또래보다 조금 작다고 해서 무조건 성장호르몬에 문제가 있을 것이라고 단정지어서는 곤란합니다. 키에는 부모의 영향을 받는 유전적인 요인이 가장 크게 작용하며, 만성적 질환이 있거나 영양상태가 좋지 않아도 키가 제대로 자라지 않을 수 있기 때문입니다.

후천적인 요인으로 키가 자라지 않을 때는 원인을 제거하면 되지만 유전적인 요인일 때는 별다른 방법이 없습니다. 그리고 이렇게 성장호르몬에 관계없이 키가 작은 사람들은 아무 효과도 얻지 못하고 만만치 않은 경제적 부담만 지게 되므로 성장호르몬 요법에 그리 기대하지 않는 것이 좋습니다.

또한 성장판이 이미 닫힌 사람에게도 키를 위한 성장호르몬 요법은 효과가 없습니다. 우리 몸의 골단(뼈의 끝 부분)에 위치한 성장판은 사춘기까지 열려 있다가 이 시기가 지나면 닫혀버리는데, 일단 성장판이 닫힌 후에는 키가 더 이상 자라지 않게 됩니다. 간혹 사춘기가 뒤늦게 찾아오고 성장판이 늦게 닫혀 20대에 들어서도 키가 자라는 사람들이 있지만 이는 극소수에 불과하며, 대부분은 16, 17세쯤 성장판이 닫히는 것이 보통입니다.

이 성장판은 남자보다 여자가 좀더 빠르게 닫히는 경향이 있습니다. 성호르몬과 성장호르몬은 서로 길항 작용을 하므로 성호르몬이 증가하면 성장호르몬은 감소하는데, 일반적으로 여자가 남자에 비해 성호르몬이 2년 정도 빨리 배출되기 때문입니다. 그러니까 여자 아이의 경우 성장호르몬요법을 써야만 하는 상황이라면 초경이 시작되기 전에 서두르는 것이 좋습니다.

만약 성장호르몬이 정상적으로 분비되고 있는데도 좀

더 크겠다는 욕심에서 호르몬을 무분별하게 썼다가는 오히려 부작용을 불러올 수 있습니다. 인위적으로 다량의 성장호르몬을 투여할 경우 그 동안 정상적으로 분비되던 호르몬의 양이 감소되거나 분비되지 않을 우려가 있으며, 고혈당, 단백뇨 등을 일으킬 수도 있는 것으로 알려져 있습니다.

현재 성장호르몬 요법을 사용하는 데 의학적인 효과가 인정되는 경우는 성장호르몬 결핍, 터너증후군, 만성신부전증 등으로 인한 저신장증 정도라고 말할 수 있습니다.

그러므로 키가 작다고 무조건 주사나 약에 의존하려 할 것이 아니라 체내의 성장호르몬이 많이 분비될 수 있는 환경을 만들어주는 것이 바람직합니다. 무엇보다, 골단을 자극하여 성장호르몬 분비를 촉진시켜주는 적절한 운동은 최고의 자연적 성장호르몬 주사라고 할 수 있습니다. 또한 깊고 충분한 수면, 균형잡힌 영양식단도 체내의 성장호르몬을 증가시키는 데 도움을 줄 것입니다.

3

호미로 막을 걸
가래로 막지 말자

알고 보면 아주 간단한 방법이 있는데, 그걸 잘 몰라서 고생하고 건강을 해치는 경우가 있습니다. 병원과 의사는 멀리 있지 않습니다.

건망증 심하면 치매 걸린다?

아침에 신으려고 꺼낸 양말을 어디에 두었는지 아무리 생각해도 떠오르지 않았다거나, 냉장고 문을 열었다가 무엇을 꺼내려고 그랬는지 생각나지 않아 답답해했던 기억이 모두들 한 번쯤은 있을 것입니다. 건망증은 누구나 경험하는 것이지만 지나치다 싶을 만큼 계속되면 이것이 혹시 치매의 초기 증세가 아닐까, 나이가 들면 치매에 걸리는 것은 아닐까 싶어 덜컥 두려움이 일게 됩니다.

우리나라 사람들은 어쩌면 암보다도 치매를 더 무서운 병으로 여기는 듯합니다. 환자는 자신이 병에 걸렸다는 사실을 모르는 데다가, 아무리 가족이라도 이전과는 너무나 다른 환자를 매일매일 대하는 일은 힘들고 지치기 마련이니까요. 환자가 원래 고매한 인품과 단아한 모습을 보이던 사람이라면 주위 사람들의 안타까움과 괴로움은 더하게 됩니다. 그리고 치매에 대한 공포는 건망증에 대한 근심으로 이어지는데, 여기서는 많은 사람들이 생각하는 것처럼 정말로 심한 건망증이 치매와 연관이 있는 것인지 알아보겠습니다.

건망증과 치매는 우선 기억력이 떨어진다는 점에서는 비슷합니다. 하지만 건망증은 기억력 저하만 있을 뿐 다른 능력에서는 전혀 문제를 보이지 않는 데 비해, 치매는 기억력은 물론이고 언어능력, 집중력, 판단력 등이 현저히 떨어지는 특징을 보입니다. 건망증이 있는 사람은 자신의 기억력이 떨어졌다는 사실을 인식하지만 치매 환자는 그렇지 못하다는 것도 큰 차이점입니다.

그리고 건망증이 심한 사람과 치매 환자가 각각 어떤 약속을 해두었다고 한다면, 건망증이 있는 사람은 비록 잊고 있었더라도 그 약속에 대해 누군가 한 마디만 해주면 기억을 떠올리지만 치매 환자는 상당 부분을 가르쳐줘도 기억하지 못합니다.

일상 생활에서 치매 초기 증상을 건망증과 구별하는 것은 간단치 않은 일이지만, 미국 알츠하이머 협회에서 내놓은 '건망증과 치매 구분 지표'가 도움이 될 듯합니다.

주목할 만한 몇 가지를 살펴보면, 우선 물건을 잘못 두는 경우, 단순히 어디에 놓았는지 기억나지 않아 찾는다면 건망증이며, 다리미를 냉장고에 넣어두거나 손목 시계를 커피 통에 넣어두는 것처럼 상식적으로 납득이 가지 않는 곳에 물건을 두고 찾는다면 치매에 가깝습니다.

언어장애 역시 각기 다른 양상으로 나타납니다. 평소에 자주 쓰던 말이 순간적으로 잘 떠오르지 않는다면 건망증, 전혀 어울리지 않는 엉뚱한 단어를 사용해 문장 전체를 이해할 수 없게 만든다면 치매 증상을 의심할 수 있습니다. 방향 능력에 있어서도, 지금 어디로 가고 있었는지 깜박 잊는 것은 건망증으로 보지만 집으로 가는 길 자체를 기억하지 못해 찾아 헤맨다면 치매인 것으로 봅니다.

Point

치매의 초기 증상과 건망증이 비슷하고, 건망증이 치매의 한 증상이긴 하지만 단순히 건망증이 있다고 해서 치매를 걱정할 필요는 없습니다. 건망증은 기억력 저하만 있을 뿐 다른 능력에서는 전혀 문제를 보이지 않습니다.

✖

둘의 차이점은 뇌기능을 촬영한 사진에서도 명확하게 드러납니다. 건망증은 뇌 손상이 없는 데 비해 치매는 상당 부분 뇌세포가 죽어 있는 것으로 나타납니다. 뇌 손상이 없으므로 건망증은 생활 습관을 고치는 노력을 통해 증상을 개선시킬 수 있습니다.

지나치게 뇌를 혹사시키거나 스트레스에 시달리지 않도록 조심하고, 그와 반대로 너무나 단조로운 생활이 계속될 때는 적당한 지적 자극과 오감을 골고루 자극해주는 것이 기억력 향상에 도움이 됩니다. 꾸준한 운동도 뇌에 산소를 풍부하게 공급하고 뇌 세포 파괴를 막기 위해 필요합니다. 그리고 무엇보다 단순한 건망증을 치매와 연관시켜 너무 심각하게 여기지 않도록 합니다.

누구나 나이가 들면 기억력은 떨어지기 마련입니다. 치매의 초기 증상과 건망증이 비슷하고, 건망증이 치매의 한 증상이긴 하지만 단순히 건망증이 있다고 해서 치매를 걱정할 필요는 없습니다. 자신의 건망증을 걱정하여 스트레스를 받고 그것으로 오히려 더 건망증을 심하게 만들기보다는 나이가 드니까 기억력이 떨어지는 것은 당연하다는 자세로 마음 편하게 받아들이는 편이 좋겠습니다.

드링크제가
피로를 풀어준다?

약을 조제하는 동안 약국에서 잠시 기다리다 보면 드링크제를 사가는 손님을 어렵지 않게 볼 수 있습니다. 지나가다 생각났다는 듯 몇 걸음 되돌아와 그 자리에서 마시고 가기도 합니다. 피로를 풀라는 의미로 사무실이나 작업장을 방문할 때 손에 드링크제 한 상자씩 들고 가는 사람도 적지 않습니다.

드링크제는 어쩌면 많은 직장인들이 가장 즐겨 찾는(?) 약이 아닌가 싶습니다. 실제로 드링크제는 각 제약회사의 판매 순위에서 상위권을 차지한다고 합니다. 이것은 한편으론 수많은 사람들이 피로를 느끼고 있으며 그 회복 수단으로 약을 선택하고 있다는 사실을 보여준다고 하겠습니다.

드링크제는 우리에게 자양강장제 또는 피로회복제 등으로 알려져 있습니다. 이름 그대로 보자면 몸에 영양분과 기력을 주고 피로를 풀어준다는 것이니 드링크제를 마시면 뭔가 좋을 것 같다는 생각이 듭니다. 실제로 드링크제 한 병을 쭉 마시고 나면 왠지 기분이 상쾌하고 몸이 가뿐해지는 느낌이 들기도 합니다.

그렇지만 이런 드링크제는 아무리 마셔도 효과가 거의 없습니다. 비타민, 벌꿀, 인삼, 영지버섯, 타우린 등 유익한 성분이 들어 있긴 하지만 몇 백 원짜리 조그만 드링크제에 값비싼 성분이 가득히 담겨 있을 리 만무해서 그 양은 극히 미미할 뿐입니다. 게다가 이런 성분들이 피로에서 회복시킨다는 근거는 어디에도 없습니다. 광고에서 활력이 넘쳐 보이는 모델이 '피로' 운운한다고 해서 그대로 믿을 일이 아닌 것입니다.

다만 일시적으로 반짝 개운한 느낌이 드는 것은 대부분의 드링크제에 함유된 카페인과 심리적인 영향이 큽니다. 대개 100㎖ 드링크제에는 30㎎ 가량의 카페인이 들어있습니다. 이 때문에 졸리고 피곤하다는 이유로 별 생각 없이 하루에도 몇 번씩 커피와 드링크제를 마시다 보면 신경이 날카로워지고 잠이 오지 않는 등의 부작용을 일으킬 수 있습니다. 피로를 회복하려다 오히려 피로를 가중시킬지도 모를 일입니다.

드링크제에 피로 회복 효과가 없다고 하면 또다른 약을 찾을지도 모르겠습니다만, 피로라는 것은 신체적 정신적 증상이 복합되어 나타나므로 간편하게 약으로 해결할 수 있는 성질의 것이 아닙니다. 원인은 그대로 방치한 채 일시적 효과를 나타내는 드링크제에만 매달리면 그야말로 만성적인 피로에 시달릴 수밖에 없을 것입니다.

수면과 휴식을 충분히 취하고 영양가 있는 식단과 가벼운 운동을 해주는 일이 드링크제 몇 병 대신 택해야 할 것들입니다.

Point

드링크제에는 비타민, 벌꿀, 인삼, 영지버섯, 타우린 같은 성분이 있지만 그 양은 극히 미미하며 이것들이 피로에서 회복시킨다는 근거도 없습니다. 일시적인 개운한 느낌은 드링크제에 함유된 카페인과 심리적인 영향이 큽니다.

썬크림은 여름에만?

햇살이 강해지는 여름이 되면 대부분의 여성들은 피부를 보호하기 위해 흔히 썬크림이나 썬블록이라고 불리는 자외선 차단제를 구입하는 데 투자를 아끼지 않습니다. 그런데 이런 노력은 여름 한철에만 반짝하고 그치는 때가 많은 듯합니다.

자외선은 뼈 형성에 중요한 비타민D를 합성시키고 살균작용 등의 중요한 역할을 합니다. 하지만 과도하게 햇빛에 노출되면 멜라닌 색소를 증가시켜 기미와 주근깨의 원인이 되며, 피부 탄력을 유지하는 단백질을 파괴해 피부 노화를 가져옵니다. 자외선은 피부 미용의 적이라고 할 수 있는 것입니다.

이런 자외선을 막는 데는 자외선 차단제가 효과적입니다. SPF(자외선 차단 지수)가 높을수록 좀더 오랫동안 자외선을 차단하지만 그렇다고 그만큼 확실한 효과를 보장한다고 말하기는 어려우며 오히려 피부에 자극을 줄 수 있습니다. 따라서 무조건 SPF가 높은 것을 바를 것이 아니라, 땀으로 쉽게 지워지는 것을 고려해 적당한 지수의 차단제를 두세 시간 간격으로 꼼꼼하게 덧발라주는 것이 좋습니다.

자외선 차단제는 보통 여름에만 신경 써서 바르지만, 이는 계절을 가리지 않는 자외선을 과소 평가하는 것입니다. 특히 겨울철에는 자외선보다는 찬바람과 공기의 건조함에 의한 피부 손상에만 신경을 쓰기 쉽습니다. 일조량은 줄지만 겨울에도 눈에 의한 자외선 반사가 강해 스키장 같은 경우 여름 백사장보다 더 심하게 자외선에 노출될 수 있음을 기억해야 합니다.

봄볕에는 며느리를 내보내고 가을볕에는 딸을 내보낸다는 속담이 있듯, 봄 역시 피부에 만만한 계절이 아닙니다. 이미 여름 내내 자외선에 노출되고 단련되어 있던 피부라 가을에는 별 탈이 없지만, 일조량이 적어 비교적 자외선으로부터 자유로웠던 겨울 다음에 이어지는 봄에는 피부가 큰 영향을 받게 됩니다. 게다가 일반적인 생각과는 달리 자외선의 양은 봄철에 최고조에 달하기 때문에 자외선 차단제의 사용은 필수적입니다.

그리고 미용에 신경을 많이 쓰는 여성과 달리 남성이나 어린이들의 피부 관리는 제대로 이루어지지 않는 경우가 대부분인데, 남성이 여성보다 피부가 더 튼튼한 것은 사실이지만 자외선에 손상되기는 마찬가지입니다. 특히 아이들의 피부는 여리고 민감하기 때문에 강한 자외선에 노출될 때는 얼굴뿐 아니라 드러나는 모든 신체 부위에 세심하게 차단제를 발라주는 것이 좋습니다.

결국 남녀노소 모두에게 피부 미인이 되기 위한 첫 번째 조건은 열심히 햇빛을 가리는 것이며, 자외선 차단제는 여름에만 사용되는 것이 아니라 사계절 필수품이라고 할 수 있겠습니다.

Point

일조량은 줄지만 겨울에는 눈에 의한 자외선 반사가 강하며, 봄철에는 자외선의 양이 최고조에 달합니다. 따라서 피부의 노화를 가져오는 자외선을 막으려면 계절에 관계없이 썬크림을 사용할 필요가 있습니다.

임신 중엔
약 먹지 말라?

약을 먹고 뒤늦게 임신 사실을 알게 되면 누구나 태아에 나쁜 영향을 미치지는 않았을까 걱정하기 마련입니다. 갑자기 몸에 이상이 생겼을 때 약을 써야 하나 말아야 하나 고민하다가 이를 악물고 참는 임산부들도 많습니다. 물론 임산부가 약을 주의해야 한다는 것은 상식 중의 상식이지만 반드시 필요한 상황에서조차 약을 쓰지 않았다가는 오히려 임산부와 태아 모두에게 큰 화를 불러올 수 있습니다.

원칙적으로 임산부에게 약을 처방할 때는 임신 기간, 약의 성분과 용량을 고려하도록 되어 있습니다. 태아 기형을 우려해 중절 수술 여부를 결정할 때도 이런 것들은 중요한 고려 사항이 됩니다. 특히 임신 3개월까지는 약물 복용에 대해 각별한 주의가 필요한 시기인데, 태아의 신체적 형태가 갖춰지는 이때 약을 잘못 먹으면 기형을 유발할 위험이 있기 때문입니다.

그런데 한 가지, 많은 사람들이 태아 기형은 대부분 임산부의 약물 복용 때문에 나타난다고 생각하기 쉽지만 실제로 약물 부작용이 원인이 되는 경우는 전체 기형 가운데 1~1.5% 정도로 비교적 낮은 편입니다. 따라서 한두 번 약을 먹은 것이 마음에 걸려 무작정 중절 수술을 결정하기보다는 약물을 복용할 당시의 상황과 각종 검사에 대한 의사의 소견을 따라 신중히 판단해야만 합니다.

FDA(미국식품의약국)에서는 임신 중 약물 부작용을 최소화하기 위해 다섯 가지 등급으로 약물을 분류해 복용 여부를 판단하는 데 도움을 주고 있습니다. A등급은 임상실험 결과 태아에 안전하다고 입증된 것으로, 많은 영양제들이 여기에 속합니다. B등급은 동물실험에서 안전성을 보였지만 임상실험은 없었던 약들이 포함됩니다. 페니실린 계통 항생제가 많습니다. C등급은 부작용이 일어날 가능성 있지만 아직 적절한 동물실험과 임상실험이 없는 경우입니다. 감기약, 위장약 등 초기에 임신 사실을 모르고 쉽게 먹게 되는 약들이 많습니다. D등급은 태아에 부정적인 작용을 끼칠지 모르지만 약물 사용의 유익성이 위험성보다 크다고 판단되면 사용할 수 있는 약물입니다. X등급의 약물은 태아에 큰 악영향을 미쳐 임신 중에 절대 사용할 수 없으며, 호르몬 계통의 약들이 속합니다. 이중에서 A, B등급의 약은 임신 중에도 비교적 안전하게 쓸 수 있으며 C등급은 여러 상황이 고려됩니다.

가끔 심장병, 결핵, 당뇨병 등 만성질환을 앓고 있는 임산부가 임의로 약을 끊는 경우가 있는데 앞서 살핀 것처럼 무조건 약을 피하기보다 의사의 지도 아래 알맞은 치료를 받아야 합니다. 임산부는 절대 '마음대로' 약을 먹어서는 안 되는 사람이지만 안전하다고 판단되는 상황에서도 약을 거부해 건강을 해칠 이유가 없습니다. 임산부가 건강해야 태아의 건강도 보장됩니다.

Point

반드시 필요한 상황에서조차 약을 쓰지 않았다가는 오히려 임산부와 태아 모두에게 큰 화를 불러올 수 있습니다. 원칙적으로 임산부에게 약을 처방할 때는 임신 기간, 약의 성분과 용량을 고려하도록 되어 있습니다.

알칼리성 체질이 좋다?

요즘 건강식품 광고에서 종종 보게 되는 내용 중 하나가 체질에 관한 것입니다. 현대인의 건강은 산성 체질을 알칼리성 체질로 바꿔주는 데 달려 있다는 둥, 산성 체질을 방치하면 이러저러한 병들이 생긴다는 둥, 자기네 제품을 복용하면 몸이 알칼리성 체질로 바뀐다는 둥…. 이쯤 되면 광고를 접하는 사람은 알칼리성 체질이 좋은가보네, 그럼 내 체질은 산성일까 알칼리성일까 하는 생각들을 하게 됩니다.

하지만 산성과 알칼리성, 그리고 이들을 조절하는 신체의 능력에 대해 조금만 알고 나면 이런 광고들에서 언급하는 산성 체질, 알칼리성 체질이라는 단어 자체가 애초에 성립될 수 없음을 깨닫게 됩니다.

pH로 표시되는 산도(수소이온 농도)는 중성인 7을 기준으로 그보다 낮으면 산성, 높으면 알칼리성이라고 하며 사람의 혈액은 언제나 7.4pH로 유지되어 약알칼리성을 띠고 있습니다. 만약 여기서 pH가 0.3만 벗어나도 사람의 몸은 매우 심각한 증상을 보이는데, 이것은 pH가 변해 병이 나타났다기보다는 당뇨병이나 패혈증 등 특정한 병으로 인해 pH 균형이 깨진 것으로 봐야 합니다. 정상적인 생활을 하는 사람이라면 체액의 산도를 걱정할 필요가 전혀 없습니다.

이렇게 우리 몸이 pH를 일정하게 유지할 수 있는 것은 신장과 폐의 역할 덕분입니다. 신체가 어떤 이유에서든 산을 많이 생산하게 되면 신장은 잦은 오줌으로 산을 배출하고 폐는 호흡을 통해 이산화탄소 형태로 산을 배출해줍니다.

그렇다고 신체의 모든 부분이 똑같은 pH로 유지되는 것은 아닙니다. 각 부분에 따라 적정 pH가 달라, 소화를 담당하는 위장 내부는 강산성, 피부는 약산성으로 유지되는 예를 들 수 있습니다. 단지 전체적인 체액의 pH를 말할 때는 몸 전체를 순환하면서 중요한 역할을 담당하는 알칼리성 혈액을 기준으로 삼아 이야기하는 것입니다.

산성 체질, 알칼리성 체질이 아니라 산성 식품이나 알칼리성 식품이라는 말은 있을 수 있습니다. 섭취했을 때 황산과 인산 등을 발생시키는 고기나 생선 같은 단백질은 산성 식품으로 분류되며 채소와 과일 등은 알칼리성 식품으로 분류됩니다. 그러나 산성이 강한 식품이라고 해서 체액의 pH를 떨어뜨리고 알칼리성이 강한 식품이라고 해서 pH를 높이지는 않습니다. 앞서 언급했듯이 신장과 폐가 일정한 pH를 유지해주기 때문입니다.

산성비, 산성토양 등 산성이라는 단어가 우리 생활에서 그리 좋은 의미로 사용되지 않고, 성인병을 우려해 조심하는 음식이 산성 식품에 속하는 경우가 많아 이를 근거로 산성 식품은 무조건 나쁘다는 인식이 있는 듯하지만 분명 산성 식품에도 몸이 필요로 하는 성분이 많이 있음을 잊어서는 안 됩니다.

Point

사람의 혈액은 언제나 신장과 폐에 의해 7.4pH로 유지되어 약알칼리성을 띄고 있으며, 애초에 산성 체질, 알칼리성 체질이란 말은 있을 수가 없습니다. 산성이나 알칼리성이 강한 식품이라도 체액의 pH를 변화시키지 못합니다.

어지러운 건
빈혈 때문이다?

누구나 살아가면서 한 번쯤 어지럼증을 경험하게 됩니다. 몇 초간 가볍게 핑 도는 느낌이 들 때도 있고 때로는 식은땀이 흐를 만큼 심한 어지럼증을 느낄 때도 있습니다. 많은 사람들이 이런 어지럼증이 한동안 빈발한다 싶으면 빈혈부터 의심합니다. 영양상태가 부족해 빈혈이 드물지 않았던 과거의 경험 탓에 지금도 어지럼증이 일면 일단 빈혈이 아닐까 생각하는 것 같습니다.

하지만 실제로 진찰을 받아보면 어지럼증을 일으키는 원인이 빈혈인 경우는 상당히 드뭅니다. 우리 몸은 내이(內耳)의 전정기관과 시신경계, 척수, 뇌 등이 유기적으로 작용해 인체의 평형을 유지하는데 만일 이 가운데 어느 한 부분이라도 기능이 떨어지거나 이상이 생기면 어지럼증을 느끼게 됩니다.

그 중에도 이비인후과 질환으로 전정기관에 문제가 생겨 어지럼증이 나타나는 사례가 가장 흔합니다. 머리 자세를 급격히 바꿔 전정기관이 자극받는다든지 전정신경염, 내이염에 걸리는 경우가 그렇습니다. 또한 발작적으로 어지럼증과 함께 귀울림과 난청 증세가 나타나는 메니에르병도 전정기관과 관련이 있습니다. 메니에르병은 발작중에 식은땀과 구역질이 함께 나타나 상당히 괴롭지만 몇 시간 안에 대부분 가라앉으며 세월이 흐르면서 증세가 저절로 없어지기도 합니다.

이렇게 전정기관 이상으로 나타나는 어지럼증은 주위가 빙빙 도는 듯한 느낌이 드는 것이 특징적입니다. 이런 사람들은 염분 섭취를 줄이고 술과 담배, 커피 등을 삼가며 과로하지 않도록 조심하면 증세를 호전시킬 수 있습니다.

이비인후과 질환 외에 어지럼증을 일으키는 신경계통 질환으로는 드물지만 뇌졸중과 뇌종양에서 비롯되는 경우가 있습니다. 그 밖에 오랫동안 앉거나 누워 있다가 갑자기 일어설 때 뇌혈류가 일시적으로 줄어 잠시 눈앞이 캄캄해지면서 어지럼증이 오기도 합니다. 배가 몹시 고플 때도 혈당이 부족해 뇌의 기능이 감소되면서 어지럼증이 올 수 있습니다.

이처럼 빈혈 말고도 어지럼증을 일으키는 원인은 상당히 많으므로 현기증이 반복되면 우선적으로 이비인후과와 신경과의 진료를 받아야 하겠습니다. 간혹 빈혈이라고 자가진단을 내리고 의사의 처방 없이 임의로 빈혈약을 사다 먹는 사람들이 있지만 이는 바람직하지 않습니다.

어지럼증이 다른 병의 초기증세로 나타난 것이라면 상당히 위험한 결과를 불러올 수 있으며, 설사 빈혈이라도 그 원인과 종류는 워낙 다양하기 때문입니다.

Point

어지럼증의 원인이 빈혈인 경우는 상당히 드뭅니다. 유기적으로 작용해 인체의 평형을 유지하는 전정기관, 시신경계, 척수, 뇌 가운데 어느 한 부분이라도 기능이 떨어지거나 이상이 생기면 어지럼증을 느끼게 됩니다.

마스크로
감기를 막는다?

　세상이 모두 움츠러드는 겨울에 어린 자녀를 밖에 내보내는 부모님들은 아이들이 혹시 감기에라도 걸리지 않을까 싶어 걱정입니다. 그래서 겨울철에 유치원, 초등학교에 등교하는 어린이들 가운데는 마스크를 쓴 아이들이 쉽게 눈에 띕니다. 감기가 유행한다 싶으면 많은 어른들도 마스크를 착용합니다. 사람들은 이렇게 마스크가 감기를 막는데 도움이 되리라고 믿고 있지만 실제로 그런지는 따져볼 필요가 있습니다.

　사람들이 감기에 대해 갖고 있는 가장 흔한 오해는 날씨가 춥기 때문에 걸린다는 것입니다. 하지만 직접적으로 감기를 일으키는 원인은 추위가 아니라 백여 종이 넘는 수많은 감기 바이러스입니다. 아무리 춥더라도 감기 바이러스에 전염되지 않으면 감기는 걸리지 않습니다. 그 예로, 너무나 추워 바이러스가 살아남지 못하는 남극과 북극 지방에는 감기가 없다고 합니다.

　그러니까 감기 바이러스만 막을 수 있다면 감기는 걸리지 않을 텐

데, 과연 마스크가 바이러스를 막을 수 있을까요? 우리의 기대와는 달리, 감기 바이러스의 크기는 약 1만 분의 1㎜로 매우 작아서 일반 마스크의 구멍을 침입하는 것쯤은 어렵지 않습니다. 이런 이유들로, 추위를 막거나 바이러스를 막아 감기를 예방하겠다고 마스크를 쓰는 것은 별 의미가 없습니다.

오히려 마스크는 감기 예방을 위해 쓰기보다는 이미 감기에 걸린 환자가 바이러스를 퍼뜨리지 않도록 하는 데 효과적입니다. 재채기를 한 번 할 때 여기저기 퍼져나가는 약 5,000여 개의 미세한 물방울을 일차적으로 막아주기 때문입니다. 결국 마스크 착용은 다른 사람들을 배려하는 환자의 예의라고 할 수 있겠습니다.

또한, 감기가 유독 겨울철에 더 기승을 부리는 것은 추운 날씨가 인체의 저항력을 떨어뜨리고 건조한 공기가 호흡기 점막에 손상을 입히기 때문인데, 마스크는 그런 차가운 공기가 호흡기로 직접 들어가는 것을 막고 약간의 가습 효과를 줍니다.

감기를 예방하는 가장 좋은 방법은 바이러스의 접근 경로에서 찾아볼 수 있습니다. 일반적으로 감기는 기침, 재채기를 통해 공기로 전염된다고 알려져 있습니다. 틀린 말은 아닙니다만 실제로는 손을 통해 간접적으로 전염되는 경우가 훨씬 많습니다. 감기 환자가 재채기를 하거나 코를 풀면서 손에 묻어 있던 바이러스가 물건에 묻고, 다시 그 물건을 만진 타인에게 옮겨가는 것입니다. 따라서 감기의 가장 적절한 예방책은 마스크가 아니라 외출한 다음 손을 씻어주고 양치질하는 습관이라고 하겠습니다.

꿈
많이 꾸면 허약 체질?

꿈을 꾸다 깨어나면 자다 만 것 같아 개운하지가 않습니다. 아직 일어날 시간이 안 되었는데도 꿈 때문에 몇 번씩 자다 깨고, 며칠 동안 이런 일이 반복되면 흔히 말하듯 몸에 기운이 허해서 그런 것은 아닌지 걱정스러운 마음이 들게 됩니다. 과연 그럴까요?

이를 알기 위해서는 우선 수면의 특성을 이해할 필요가 있습니다. 수면은 크게 두 가지 상태로 나뉘는데, 급속한 안구운동이 일어나는 렘(REM) 수면과 그렇지 않은 넌렘(NREM) 수면이 그것입니다. 일반적으로 잠을 자면 넌렘 수면이 시작되어 얕은 잠과 깊은 잠을 거쳐 렘 수면으로 들어가게 됩니다. 이렇게 이루어지는 90분의 수면 주기를 성인은 하룻밤에 5~6차례 반복합니다.

대부분의 꿈은 바로 렘 수면 단계에 나타나는 것으로서, 모든 사람은 수면 주기를 따라 5~6회 정도 꿈을 꾸게 됩니다. 하지만 주위에서 꿈꾸지 않고 편히 잤다는 사람이 훨씬 많은 까닭은, 꿈을 뇌가 기억하지 못하기 때문입니다.

그러면 꿈을 기억하는 사람들은 어떻게 된 것일까요? 어떤 원인에 의해 렘 수면중에 바로 잠이 깨면 꿈을 어렴풋이 기억하게 되며, 꿈의 내용이 강렬할수록, 기억력이 좋을수록 꿈은 더 선명하게 기억됩니다. 그리고 이렇게 렘 수면 도중에 자주 깨어나면 당연히 꿈을 많이 꾸는 것처럼 느껴져 '꿈을 자주 꾼다'고 표현하게 되는 것입니다. 꿈이 많다고 호소하는 또 하나의 경우는 렘 수면의 양 자체가 많아질 때로, 우울증이 있으면 일반적으로 렘 수면의 양이 증가하는 것으로 알려져 있습니다.

어떤 사람은 꿈을 꾸게 만드는 렘 수면을 줄이거나 없앨 수 있으면 좋겠다고 생각할지도 모르겠습니다. 그러나 꿈을 꾸는 동안 우리 몸의 팔다리 근육은 마비에 가까운 이완 상태에 빠져 휴식을 취하게 되며, 렘 수면을 방해해 꿈을 꾸지 못하게 만들면 오히려 몸에 여러 이상이 나타난다고 합니다.

결국 꿈을 많이 꾸는 것은 누구에게나 당연하고 자연스러운 것이며, 따라서 몸이 허약하기 때문이라는 이야기는 근거가 없다고 하겠습니다. 다만 잠에서 깨어 기분을 이상하게 만드는 악몽이나 강렬한 꿈은 스트레스와 불안감을 느낄 때 자주 나타나므로 자신도 의식하지 못하는 정신적 갈등이 있는 것은 아닌지 주위를 돌아보고 마음을 편하게 갖는 것이 좋습니다.

또한 렘 수면 도중 잠에서 깨어나지 않도록 최적의 수면 환경을 위해 노력할 필요도 있습니다. 더무 덥거나 춥지 않은 적절한 실내온도를 유지하고 공기가 탁해지지 않도록 환기에도 신경을 쓰도록 합니다.

Point

꿈은 렘 수면 단계에 나타나며, 모든 사람은 수면 주기를 따라 자연스럽게 5~6회 정도 꿈을 꿉니다. 대부분은 꿈을 기억하지 못하지만 어떤 원인으로 렘 수면 도중 자주 깨어나면 꿈을 많이 꾸는 것처럼 느끼게 됩니다.

CT 촬영이
제일 확실하다?

1979년, 스웨덴 한림원이 노벨의학상 수상자를 발표했을 때 사람들은 적잖게 놀라워했습니다. 의학상이 이례적으로 공학자와 물리학자에게 공동으로 수여되었기 때문입니다. 세상을 놀라게 만든 당시의 의학상 수상 업적은 바로 CT(컴퓨터 단층촬영장치) 기술이었습니다.

CT는 엑스레이와 컴퓨터를 이용한 진단장비로, 인체의 구조를 단면으로 재구성해내는 기기입니다. 마치 나무의 나이를 알기 위해 베어낸 단면을 보는 것처럼, 인체를 단면으로 베어서 육안으로 보는 듯한 효과를 주는 것입니다. 무엇보다 기존의 엑스레이 촬영만으로는 얻을 수 없는 체내의 구조, 조직상태에 관한 정보를 영상으로 보여준다는 점에서 CT는 확실히 대단한 기기임에 틀림없습니다.

의사들은 CT의 등장으로 진단을 내리는 데 많은 도움을 얻게 되었으며, 칼을 대지 않고도 치료 계획을 세울 수 있게 되었습니다. 이제 CT는 의료 현장의 이곳저곳에서 적잖은 역할을 톡톡히 해내고 있습니다. 특히 CT는 뇌 질환이나 머리, 폐, 위, 간 등에서 종양을 판별하는 데 우수한 성능을 보이고 있습니다.

그런데 CT가 대중적으로도 그 이름이 널리 알려지다 보니 간혹 그다지 필요하지 않은 상황에서도 CT 촬영을 요구하는 환자들이 있습니다. 의사의 판단도 중요하지만 CT 촬영을 통해 뭔가 눈으로 확인해야만 믿을 수 있겠다고 떼를 쓰는 것입니다. 아마도 컴퓨터가 하는 일이니 사람이 하는 일보다 정확하고 틀림없다고 생각되는 모양입니다.

그러나 어떤 종류의 병이든 CT 촬영을 해봐야만 진단이 확실해진다고 믿는다거나, CT 촬영 결과 이상이 없는 것으로 나왔으니 나머지 검사는 받아보나마나라고 생각했다가는 큰 낭패를 불러올 수 있습니다. 병의 종류에 따라 효과적인 진단 방법은 각기 다르기 때문입니다. 예컨대 위에 대한 질병 유무를 검사하는 데는 내시경이 가장 효율적이고도 정확하며, CT도 정확하게 잡아내지 못하는 사실을 파악할 때가 있습니다.

발명된 지 수십 년이 지났지만 아직도 전세계에서 기본적인 진단장비로 애용되는 방사선 촬영장치나 초음파 검사 등으로도 진단을 내리기에 충분한 경우는 아직 많습니다. 서민들에게는 적잖이 부담스러운 CT 촬영 비용을 생각하면, 때로는 그 장비들이 오히려 더 높은 효율성과 만족도를 안겨주기도 합니다.

고가의 첨단장비라고 해서 무조건 더 좋으리라 믿는 것은 금물이며, 이런 장비를 제대로 이용하려면 각각의 쓰임새를 이해하고 담당 의사의 조언을 따를 필요가 있습니다.

종합검진했으니
안심이다?

"아, 요즘 왜 이렇게 피곤하지? 며칠 전부터 머리가 지끈거려서 고생이야. 속이 더부룩한 게 소화가 안 되는 것 같아."

이렇게 한 마디씩 하면 주위에서 어렵지 않게 듣게 되는 충고가 있습니다. 종합검진 한 번 받아보라는 말입니다. 그러면 정말로 무서운 병에라도 걸린 건 아닐까 걱정하면서 종합검진을 신청합니다. 별다른 이상이 없다는 결과를 받으면 안도의 한숨을 내쉬고 다시 몇 년간은 병원과 담을 쌓은 채 지냅니다.

그런데 종합검진에 대해 제대로 이해하고 있다면 이런 식의 행동들이 상당히 위험스럽다는 걸 알 수 있습니다.

종합검진의 핵심은 바로 질병의 조기진단에 있습니다. 일단 큰 병이 생긴 후에는, 환자와 그 가족들은 병을 완전히 치료하기까지 엄청난 고통과 시간, 비용을 감수해야 하지만, 해마다 정기적인 종합검진을 통해 조기에 이상 증세를 발견해낸다면 현대 의학으로 웬만한 병은 어렵지 않게 완치시킬 수 있습니다. 특히 천천히 진행하기 때문에 발병 초기에는 증상을 거의 알아채지 못하는 성인병의 경우 조기진단의 중요성은 더욱 커집니다.

일상적인 건강관리 또한 종합검진이 갖는 의의라고 할 수 있습니다. 당장은 건강한 상태지만 몸에 이상이 생길 조짐은 없는지 미리 예측해보는 것입니다. 그러므로, 몇 년에 한 번, 이 병원 저 병원에서 온갖 항목에 대해 검사하는 식의 종합검진은 건강을 '관리'한다는 측면에서 별 의미가 없습니다. 해마다 지속적인 검사를 통해 관련 수치 등이 어떻게 변하는지 그 추이를 살펴보면서 자신이 주의해야 할 질환을 예측하고 대처하는 일이 중요합니다.

그리고 특정한 이상 증세가 느껴진다면 자의적으로 종합검진을 받을 것이 아니라 의사와의 상담을 통해 자신에게 필요한 세부검사를 받아야만 합니다. 일률적인 종합검진만 한 번 받으면 온갖 종류의 병을 완벽하게 잡아낼 수 있다고 믿는 것은 오산입니다. 종합검진은 그야말로 평소에 아픈 곳 하나 없이 건강한 사람들을 위한 건강진단인 것입니다.

종합검진에 대한 필요성은 인식하면서도 만만치 않은 비용이 부담스럽다면, 직장건강검진(또는 지역보험가입자 대상 무료 건강검진)을 적극적으로 활용하는 것도 좋은 방법입니다. 국민건강보험법에 의거해 우리나라 사업장의 고용자와 피고용자는 연 1회 이상 의무적으로 정기적인 건강진단을 실시하도록 규정되어 있습니다.

개인적인 종합검진에 대한 절대적인 신뢰와는 달리, 여러 사람을 한꺼번에 검사하는 데다 항목도 상대적으로 적어서 그런지 직장건강검진은 왠지 허술하고 믿을 수 없다고 생각하는 사람들이 많은 듯합니다. 물론 의사

Point

종합검진의 핵심은 질병의 조기진단과 일상적인 건강관리입니다. 특정한 이상 증세로 병원을 찾아야 한다면 자의적으로 종합검진을 받을 것이 아니라 의사와의 상담을 통해 자신에게 필요한 세부검사를 받아야만 합니다.

로부터 검사 결과에 대한 상세한 설명을 따로 듣기가 힘들고 암 검진이 무료 기본항목으로 들어가지 않는다는 사실은 아쉬운 점으로 지적할 수 있습니다.

하지만 직장건강검진에서 의무적으로 실시하도록 돼 있는 검사만으로도 당뇨, 고혈압, 폐결핵, 간 질환, 고지혈증, 빈혈 등은 조기에 발견할 수 있습니다. 기본 항목은 아니지만 그래도 위암, 대장암, 유방암, 간암 등 대표적인 암에 대해서 일반 병원보다 적은 비용으로 검진받을 수 있다는 것은 이점입니다.

실시하는 항목에 대해서는 직장건강검진이라고 불신할 이유가 없으며, 검진 결과서를 병원에 가져가 의사와 상담하고, 부족하다고 느껴지는 부분에 대해서만 추가로 검진하면 됩니다. 이를테면, 소화불량 등의 이상 증세가 있었다거나 평소 술과 담배를 가까이 했다거나 집안 식구 중에 특정한 병력을 가진 사람이 있다면 의사의 지시에 따라 필요한 검진만 더 받으면 되는 것입니다.

독감예방주사는
꼭 맞아야 한다?

　뜨거운 여름이 지나고 바람이 선선해지기 시작하면 TV 뉴스와 신문에서는 일제히 독감예방주사를 맞을 때가 됐다고 보도합니다. 파나마 A형 독감, 홍콩 독감 등등 해마다 이름도 가지각색으로 바꾸고 나타납니다. 여기저기서 독감, 독감 하니 조금은 불안하기도 하고…. 독감예방주사 꼭 맞아야만 할까요?

　흔히 독감을 지독한 감기쯤으로 알고 있는 사람들이 많습니다. 그러나 독감과 감기는 엄연히 다른 질환입니다. 일단 발생하게 되는 원인부터가 다릅니다. 감기는 리노, 아데노 등 백여 종이 넘는 감기 바이러스가, 독감은 인플루엔자 바이러스가 일으킵니다. 발생하는 시기도 달라서, 감기가 사시사철 걸릴 수 있는 데 비해 독감은 주로 겨울철이라는 특정한 시기에만 유행한다는 특징이 있습니다.

　콧물, 기침, 발열, 오한, 두통, 인후통 등의 증세는 감기와 별 차이가 없지만 무엇보다도 독감은 그 정도가 매우 심하고 온몸이 아프며 무서운 합병증이 올 수 있다는 데 그 심각성이 있습니다. 직장이나 학교에 며칠 못 나가는 것은 보통이고, 평소에 몸이 약했던 사람은 병원에 입원하거나 심하면 목숨을 잃기도 합니다. 사상 최악의 독감으로 기록된 1918년의 스페인독감은 전세계적으로 2천만 명의 생명을 앗아갈 정도였습니다.

간염예방접종처럼 독감도 몇 번만 주사를 맞아서 평생 예방할 수 있다면 좋겠지만, 독감 바이러스는 해마다 조금씩 돌연변이를 일으키기 때문에 그럴 수가 없습니다. 그래서 매년 세계보건기구(WHO)에서는 그 해에 유행할 바이러스의 형태를 예측해 새로운 예방주사 성분을 개발하고 있습니다.

이렇게 만들어진 독감예방주사는 9월에서 10월 사이에 맞는 것이 좋습니다. 일반적으로 독감 유행시기는 11월에서 4월 사이지만 대개 접종한 다음 최소한 1주일은 지나야 항체가 증가하고 4주 후에 최고치에 도달하기 때문입니다. 그러니까 이미 독감 유행이 시작되고 나서야 부랴부랴 주사를 맞으려 할 때는 너무 늦는다고 하겠습니다.

그런데 독감 증상이 무섭다고는 해도 모든 사람이 예방접종을 받아야 하는 것은 아닙니다. 건강한 사람이라면 독감에 걸려도 조금 심한 감기처럼 며칠 앓고 나면 괜찮아지므로 굳이 맞을 필요가 없습니다.

하지만 전염력이 강한 독감 바이러스가 몸이 약한 사람에게 옮기면 심각한 증세를 불러올 수 있으므로, 천식이나 심장병, 당뇨병, 신부전증 등의 만성질환을 앓고 있는 사람, 65세 이상의 노인 등은 반드시 매년 독감예방주사를 맞아둬야 합니다.

그런가 하면, 애초에 독감예방접종을 맞아서는 안 되는 사람도 있습니다. 독감예방 주사제에 달걀 성분이 들어가 있기 때문에 평소 달걀 알레르기가 있는 사람이라면 접종을 피해야 합니다. 또 6개월 미만의 영아, 임신 초기이거나 열이 높은 사람 등도 마찬가지입니다.

한 가지 주의할 것은, 예방주사를 맞았다고 독감을 완전히 예방할 수 있다고 믿어서는 안 된다는 것입니다. 고령자일수록 예방 효과가 떨어져, 30대는 80%, 60대 이상의 경우 60% 정도 효과를 보이는 것으로 나타나고 있습니다. 또한 앞에서 말한 것처럼 독감은 감기와 확연히 다르므로 독감예방주사로는 감기를 예방할 수 없음을 기억해야 합니다.

이런 독감예방주사보다도 독감을 확실히 막아주는 최상의 방책은 생활 습관에 달려 있다고 할 수 있습니다. 손을 자주 씻고 외출해서 돌아온 다음에는 반드시 양치질을 하는 등 개인위생에 철저하게 신경 쓴다면 어렵지 않게 독감과 감기를 피할 수 있을 것입니다.

가습기는 쓰나마나?

날이 쌀쌀해져 난방을 하기 시작하면 집안의 습도가 크게 낮아져 그렇지 않아도 건조한 공기가 더욱 건조해지게 됩니다. 이런 상태에서 오랫동안 있다 보면 목의 점막이 약해져 약간의 자극만 있어도 쉽게 염증이 발생할 수 있고 감기도 쉽게 걸립니다.

이럴 때 가족들의 겨울철 건강을 위해 요긴하게 쓰이는 것이 가습기입니다. 특히 호흡기 질환에 걸린 식구나 기관지가 약한 아이, 노인이 있으면 가습기는 필수입니다.

그런데 많은 가정에서 그 사용방법을 제대로 지키지 않아 오히려 건강을 해롭게 만드는 경우가 적지 않습니다. 가습기를 사용할 때 가장 중요한 것은 가습기 내부의 청결을 유지하는 것입니다. 그렇지 않으면 공기중에 세균을 뿌려놓는 꼴이 되고 말기 때문입니다. 가습기 내부 청소는 전용 솔로 가능한 한 매일매일 해주어야 합니다. 진동자에 세제, 기름 등이 조금만 묻어도 제 기능을 못할 수 있기 때문에 이때 세제는 사용하지 않도록 합니다. 물통은 물을 갈 때마다 닦아주고 며칠에 한 번은 10분 이상 뜨거운 물을 담아두는 것이 좋습니다.

가습기는 수시로 청소를 해야 하기 때문에 아예 처음 구입할 때부터 내부가 청소하기 쉬운 구조로 돼 있는 것을 고르면 편리합니다. 특히 손을 쉽게 넣어 닦을 수 있을 만큼 물통 입구가 넓은 것으로 고릅니다. 한 가지 더, 건강한 성인이라면 차가운 수증기만 나오는 초음파식 가습기도 무난하지만 노약자나 환자가 있다면 살균 처리와 함께 따뜻한 수증기를 뿌려주는 복합식을 구입하는 것이 좋겠습니다.

가습기를 청소하는 일만큼 중요한 것은 그 안에 담을 물입니다. 될 수 있으면 정수된 물을 쓰는 것이 좋지만 사정이 여의치 않을 때는 하루 정도 받아둔 수돗물을 끓였다가 식혀서 사용하면 됩니다. 그리고 물은 하루 이상 지나면 상하기 쉽기 때문에 물통에 남아있은 물은 버리도록 합니다. 특히, 물을 끓이지 않는 초음파식 가습기는 깨끗한 물을 쓰는 데 각별히 신경 써야만 합니다.

가끔씩 가습기를 사람들의 활동 반경에 너무 가까이 둔 집을 보게 되는데, 가습기에서 바로 나온 굵은 수증기 입자는 오히려 점막을 자극할 수 있기 때문에 바람직하지 않습니다. 바닥에서 1m 이상 높이의 구석진 부분에 가습기를 설치해 전체적인 실내 습도를 높이도록 하는 것이 좋습니다. 또한 가습기를 사용할 때는 환기에도 주의해야 하는데, 하루에 두어 번 정도는 창문을 활짝 열어 묵은 공기를 내보내고 신선한 공기를 불어넣어 주는 것이 좋습니다.

이것저것 신경 쓸 것이 많은 가습기지만 그래도 겨울철에는 가습기가 있는 쪽이 없는 쪽보다 훨씬 낫습니다. 조금만 부지런하면 가족들의 건강한 겨울나기가 한결 수월해집니다.

가슴이 크면
유방암 위험도 높다?

식생활이 서구화되면서 급증하고 있는 유방암은 위암, 대장암에 이어 우리나라 여성들이 가장 많이 앓고 있는 암입니다. 50대의 발병률이 높은 서구에 비해 우리나라는 40대가 많고 20, 30대 환자도 급격히 증가하고 있어, 조만간 여성암 중 가장 높은 발병률을 보일 것으로 예상되기도 합니다.

암은 누구에게나 두려운 병이지만, 여성들에게 있어 유방암은 그 정도가 더 심합니다. 유방은 여성의 상징으로 여겨지는 데다가 다른 기관과 달리 외부로 노출되어 있어 더욱 큰 두려움과 상실감을 갖게 하는 것입니다. 그리고 두려움이 큰 만큼 유방암에 대한 오해도 많은 듯합니다.

유방암에 대한 대표적인 속설 중 하나는 바로 가슴이 크면 유방암에 잘 걸린다는 것인데 의학적으로는 전혀 근거가 없는 이야기입니다. 다만 가슴이 크면 조직이 두껍기 때문에 혹이 생겨서 커질 때까지 손으로 느끼기가 힘들다는 단점이 있습니다. 따라서 정기검진을 받지 않으면 병을 조기에 발견하기가 비교적 어렵습니다.

유방암에 걸리면 가슴을 모두 절제해야 한다는 것도 사실과는 다릅니다. 물론 예전에는 유방과 주변 조직을 완전히 도려내는 수술이 기본이었지만 90년대 이후에는 가능하면 유방을 보존하는 방향으로 수술이 이루어지고 있습니다. 이 밖에 염증이 있었거나 외상을 입은 유방, 선천적으로 함몰된 유두를 가진 여성에게 유방암이 잘 걸린다는 것도 모두 근거가 없습니다. 여성들만이 유방암에 걸린다는 것도 잘못된 상식입니다.

어떤 여성이든 유방암에 걸릴 위험은 있지만 가족 가운데 유방암에 걸린 사람이 있는 경우 그 확률은 좀더 높아집니다. 뚱뚱한 비만형이거나 출산이 늦은 사람, 초경이 너무 빠르거나 폐경이 늦은 사람도 유방암 발병률이 높은 것으로 나타납니다. 그러나 유방암은 조기에 발견한다면 다른 암에 비해 완치율이 높습니다. 만일 자신이 발병 인자를 갖고 있다면 25세 이후부터 6개월마다 검사를 받는 것으로 유방암에 대처할 수 있습니다.

자가검진을 한다면 월경이 끝나고 일주일쯤 지난 때가 가장 좋습니다. 우선 거울 앞에서 팔을 올렸다가 내리면서 가슴의 윤곽에 이상이 없는지, 갑자기 양쪽이 비대칭으로 변하지 않았는지를 관찰합니다. 그리고 똑바로 누워서 한 손을 머리 뒤로 올리고 다른 손으로 반대쪽 가슴을 바깥에서 안쪽으로 천천히 시계방향 원을 그리며 눌러봅니다. 이런 식으로 검사해서 멍울이나 어떤 변화가 느껴진다면 반드시 의사를 찾아가 암이 아닌지 확인받는 것이 좋습니다.

Point

가슴이 크면 조직이 두껍기 때문에 혹이 커질 때까지 손으로 느끼기가 힘들어 정기검진을 받지 않으면 병을 조기에 발견하기가 비교적 어렵습니다. 그러나 가슴이 크다고 발암 확률이 높고, 작다고 해서 낮은 것은 아닙니다.

예방주사 맞았으니 안심?

병의 원인이 되는 세균, 바이러스의 병원성을 없애거나 약하게 만들어 몸에 주사하는 예방접종은 진짜로 그 병에 걸리지는 않게 하면서 몸 속에 해당 세균과 바이러스에 대한 항체를 형성시킵니다. 그 병으로 앓을 위험을 없애주는 것입니다. 그런데 가끔씩, 예방접종을 맞았는데도 병에 걸렸다는 사람들은 어찌 된 것일까요?

우리나라에서는 장티푸스, 콜레라, 디프테리아, 백일해, 결핵, 파상풍, 천연두 등의 질병에 대해 전염병 예방법으로 정기 예방접종을 시행하도록 되어 있습니다. 또한 대한소아과학회에서는 BCG, 소아마비, 디프테리아, 백일해, 파상풍, 홍역, 볼거리, 풍진, 일본뇌염에 대한 예방접종을 하도록 정하고 있습니다.

물론 위에 열거한 모든 질병에 대해 예방접종을 반드시 맞아야 하는 것은 아닙니다. 예방접종을 할지 말지는 질병에 걸릴 위험과 예방접종에 따른 비용·부작용 등을 고려해 결정하는 것이 현명합니다. 이를테면 콜레라, 장티푸스 같은 것은 위생에 힘쓰면 질병을 예방하기에 충분하므로 특별히 콜레라 오염지역을 여행하는 등의 상황이 아니라면 굳이 예방접종에 매달릴 필요가 없습니다.

유념해야 할 사항은, 예방주사가 병에 대해서 100% 예방을 보장하지는 않는다는 점입니다. 예방접종을 했음에도 불구하고 사람에 따라서는 항체가 생기지 않을 수 있고, 항체가 생겼지만 접종한 뒤 시간이 한참 흐르면서 항체가 줄어들 수 있기 때문입니다.

일반적으로 홍역, 풍진, 수두, 볼거리는 예방접종 한 번으로 100%에 가까운 항체를 만들어 높은 예방 효과를 보입니다. 간염 예방접종 같은 것은 널리 알려져 있다시피 3차 접종까지 마치면 안심할 만한 수준의 항체가 형성됩니다.

그렇지만 결핵이나 장티푸스는 80% 이하, 콜레라에 대한 예방접종 효과는 50% 이하에 머물러 크게 신뢰할 만한 수준은 되지 못합니다. 게다가 장티푸스와 콜레라 예방접종은 효과를 나타내는 기간도 3~6개월에 지나지 않습니다. 독감 예방주사 또한 과신하지 않는 것이 좋습니다. 자주 손 씻고 양치질을 해야 한다는 기본 수칙이 더욱 중요할 뿐더러, 수많은 독감 바이러스 가운데 그 해에 유행할 것으로 추정되는 바이러스를 대비해 만든 예방주사이므로 이 예측이 빗나가면 독감에 걸릴 수 있습니다.

예방접종을 하고도 완전히 마음을 놓을 수 없다면 안 맞는 것과 다를 바 없다고 생각할지 모르겠지만, 그래도 안 맞는 것보다는 맞는 것이 낫습니다. 특히 소아에게 권장되는 예방접종은 부모님들이 의무적으로 꼭 맞혀주어야 합니다. 같은 병이라도 어른과는 달리 아이들에게는 치명적인 영향을 미칠 수 있으며, 예방접종을 통해 병을 피하거나 악영향을 최소화할 수 있기 때문입니다.

Point

예방주사가 병에 대해 100% 예방을 보장하지는 않습니다. 예방접종을 했음에도 불구하고 사람에 따라 항체가 생기지 않을 수 있고, 항체가 생겼지만 접종한 뒤 시간이 한참 흐르면서 항체가 줄어들 수 있기 때문입니다.

예방주사 맞은 후에는
목욕하지 말라?

아직은 면역력이 약한 시기이기에 아이들은 전염성 질환에 노출될 위험이 높습니다. 전염병을 예방하는 데, 특히 소아에게 있어서의 예방접종은 커가면서 걸릴지도 모를 여러 가지 병들을 미리 예방하는 데 중요한 역할을 합니다. 그런데 어린 자녀를 데리고 빈번하게 예방접종을 하면서 부모님이 의사나 간호사들에게 빼놓지 않고 듣게 되는 말이 있습니다. 바로, 집에 돌아가서 이틀 정도는 목욕을 시키지 말라는 말입니다.

이런 이야기를 여러 번 듣다 보니 많은 분들이 예방주사를 맞고 목욕을 하면 약효가 떨어지거나 무슨 큰 일이라도 나는 줄로 알고 있는 것 같습니다. 또는 아예 물이 묻으면 안 되는 것으로까지 확대 해석하여 아이가 실수로 주사 맞은 자리에 물을 묻히면 야단을 치기도 합니다. 하지만 목욕을 삼가라는 진짜 이유는 따로 있습니다.

전염병의 병원체에 있는 항원을 미리 체내에 주사하는 예방접종은 실제 질병에 걸리지 않고 그 질병에 대한 면역력을 갖추도록 해줍니다. 그러나 이렇게 병원체를 이용해 만들기 때문에, 접종 후 다소간의 부작용이 생길 수 있습니다.

대부분은 미열 정도의 경미한 증상에 그치며, 이런 부작용은 특별한 조치 없이 회복되고 예방접종의 효과에도 아무 영향을 끼치지 않습니다. 접종한 부위가 붓거나 미열이 있는 것은 접종 후에 흔히 나타나는 증상으로서 심하지 않으면 걱정하지 않아도 좋으며, 찬 물수건으로 찜질을 하면서 증상을 가라앉혀 볼 수 있습니다.

예방접종 후에 주의할 사항 중 하나인 목욕 금지는 바로 이런 맥락에서 이해할 수 있습니다. 즉, 예방주사를 맞고 나서 목욕을 하지 말라고 권하는 이유는 효과가 떨어지기 때문이 아니라 아이를 피로하게 만들어 열이 오르는 부작용이 한층 심해질 수도 있기 때문인 것입니다. 따라서 목욕은 되도록 접종 전날 시키고 깨끗한 옷으로 입혀, 적어도 접종한 다음날까지는 목욕을 삼가는 것이 바람직합니다.

또한 목욕처럼 아이를 지치게 만들 수 있는 다른 일들도 피하는 것이 좋습니다. 아이에게도 너무 오랫동안 뛰어놀지 않도록 주의를 주어야 하겠습니다. 소아는 성인에 비해 부작용이 생기는 일이 더 많으며 나이가 어릴수록 더 흔한 경향이 있으므로 특히 조심해야만 합니다. 피접종자가 어른일 경우엔 목욕을 금지하는 것이 과음을 하거나 무리하게 일을 하지 않는 것까지 의미한다고 받아들이면 되겠습니다.

극히 드물게 예방접종은 개인의 건강상태나 체질에 따라 심각한 후유증을 일으키기도 합니다. 접종을 기피해서 오는 질병 발생 확률이 접종 부작용 확률보다 수천 배 높다지만 가끔씩 백신 사고로 사망자까지 나오는 실정이라 예방접종을 우습게 여겨서는 안 됩니다.

예방접종에 사용되는 백신은 그 종류에 따라 비활성화 백신과 약독화 백신으로 나뉩니다. 비활성화 백신은 부작용이 적지만 항체가 만들어지는 시간이 오래 걸리는 데 비해, 약독화 생백신은 항체를 비교적 빨리 생성시키지만 비활성화 백신과 비교해 부작용을 일으킬 가능성이 더 높습니다.

특히 결핵예방주사인 BCG와 소아마비 예방접종 같은 약독화 생백신은 인위적으로 병원체의 독성을 약화시킨 것으로서 체내에서 질병을 일으키지 못하고 면역체계만을 자극하지만, 드물게 백신이 독성을 회복하면 질병을 유발할 수 있다는 단점이 있으므로 더욱 주의할 필요가 있습니다.

무엇보다, 의사가 알려주는 각 예방주사에 해당하는 안전수칙을 지키는 것이 중요합니다. 만일 예방주사를 맞은 다음에 고열이 지속되거나 경련, 두드러기 등의 이상증세가 나타나면 즉시 병원을 찾아야만 합니다. 그래서 예방접종은 가급적 오전에 받아야 오후에 탈이 나더라도 빠르게 대응할 수 있습니다.

결핵예방,
이젠 옛날 얘기다?

　가난하던 시절, 죽음의 병으로 여겨지던 결핵. 그런데 요즘은 과거와 달리 결핵을 너무 가볍게 여기는 경향이 있습니다. 결핵에 걸리는 사람이 예전처럼 많지 않은 데다가, 현대 의학으로 고치지 못하는 병은 이제 암이나 에이즈 정도뿐이니 결핵에 걸린다고 해도 위험하지 않으리라 생각하는 것입니다. 요즘엔 법적으로 출생 후 1개월 이내에 아이에게 결핵예방접종을 하도록 되어 있지만 안이한 생각으로 접종을 미루는 부모들도 보게 됩니다.

　하지만 우리나라의 결핵 환자는 예전에 비해 크게 감소했다고는 해도 다른 경제협력개발기구(OECD) 회원국과 비교하면 제일 높은 수준이며, 결핵으로 인한 사망자는 아직도 매년 3,000명이 넘습니다.

　결핵은 결핵균에 감염되면서 발병하는 만성전염병입니다. 결핵이라고 하면 흔히 폐결핵을 떠올리며 실제로도 전체 결핵환자 중에서 폐결핵 환자가 대부분이지만 결핵균이 어느 부위로 침범하느냐에 따라 결핵은 뇌, 신장, 간 등 신체 어디에서나 나타날 수 있습니다. 그대로 방치할 경우 신체적 능력이 전반적으로 떨어져 흉막염, 기관지 확장증, 폐농양 등 각종 합병증을 유발하고 죽음에도 이르게 할 수 있는 병입니다.

결핵의 감염은 전염성 있는 폐결핵 환자가 기침이나 재채기를 하면서 공기 중으로 나온 결핵균이 주위 사람들의 몸 속으로 들어가 이루어지게 됩니다. 단순히 환자가 사용하는 물건을 만지는 것으로 전염되는 것은 아닙니다. 결핵환자의 전염성은 사실 결핵이라는 진단을 받고 치료를 시작한 지 2주가 지나면서부터는 다른 사람들에게 병을 옮길 가능성이 거의 없으므로 그리 큰 위험이 되지 않습니다. 가족을 포함해, 결핵에 걸렸는지 몰랐던 상태에서 접촉한 다른 사람들이 문제가 됩니다.

결핵을 전염시킬 우려가 있는 환자를 되도록 빨리 발견할 수 있다면 좋겠지만 결핵을 발병 초기에 발견하기란 그리 쉽지 않습니다. 특히 결핵 중 가장 많은 폐결핵의 주요한 증상이 미열, 체중 감소, 기침, 가래 등으로, 감기와 비슷하고 특이한 증세들이 아니어서 병이 어느 정도 진행된 다음에나 우연히 발견하게 되는 경우가 많습니다. 그러므로 당뇨병이나 간 질환처럼 면역기능이 떨어지기 쉬운 질환을 가진 환자들은 평소 정기적으로 결핵검사를 해두어야 합니다.

일단 결핵이라는 진단을 받으면 장기간의 치료가 필요합니다. 별다른 치료제가 없었던 예전에는 공기 맑은 곳에서 안정을 취하면서 영양가 높은 음식을 먹도록 권장됐지만 실제로는 그다지 치료 효과가 없는 것으로 밝혀지고 있습니다. 지금은 결핵치료제의 개발로 약 6개월 이상 꾸준히 약을 복용하면 대부분 완치가 가능합니다.

Point

우리나라의 결핵 환자는 예전에 비해 크게 감소했다고는 해도 사망자 수는 아직도 매년 3천 명이 넘습니다. 소아는 결핵으로 인한 심각한 후유증을 예방접종을 통해 90% 이상 예방할 수 있으므로 반드시 접종시켜야 합니다.

그런데 치료를 시작하면 외견상 증상이 금새 가벼워지는 데다 약을 장기간 복용하는 부담감 때문에 환자가 자의적으로 결핵이 나았다고 판단하고 약을 끊어버리는 경우가 적지 않습니다. 하지만 이후에 치료를 재개하면 약물에 대한 내성이 생겨 치료에 실패할 수 있으므로 의사가 완치가 되었다고 판단할 때까지 절대로 약을 끊지 말고 끝까지 처방에 따라야만 합니다.

처음부터 결핵에 걸리지 않도록 하는 가장 좋은 방법은 무엇보다 결핵예방주사(BCG)를 맞는 것입니다. 비록 완벽한 수준이라고 할 수는 없지만 우리나라에서 예방접종을 한 사람들의 결핵 예방효과는 약 74%에 이른다고 합니다. 그러나 소아에게는 결핵예방접종이 큰 효과를 보여, 소아가 결핵에 걸렸을 때 가져올 수 있는 심각한 후유증은 90% 이상 예방할 수 있는 것으로 나타나고 있습니다.

혹시 깜박 잊고 출생 1개월을 넘겼더라도 가능하면 빨리 예방접종을 해주어야 합니다. 또한 10년 정도가 지나면 효과가 떨어지므로 학교에서 단체 접종이 있다면 한 번 더 접종하는 것이 좋습니다. 모든 병이 그렇듯 결핵 역시 발병한 후에 대처하는 것보다 병이 나지 않도록 예방하는 일이 중요합니다.

콜레스테롤은
적어야 한다?

　식습관이 서구화되면서 비만, 심장질환, 당뇨 등 각종 성인병으로 고생하는 사람이 눈에 띄게 늘고 있습니다. TV나 신문 등 매스컴에서는 이러한 성인병의 주된 요인으로 콜레스테롤을 지목하고 있습니다. 그로 인해 중장년 층은 물론이고 2, 30대의 젊은 층까지 콜레스테롤이 마치 건강을 위협하는 최대의 적인 양 색안경을 끼고 보는 지경이 되었습니다. 과연 콜레스테롤은 우리 몸 속에 내버려둬서는 안 되는, 혐오받아 마땅한 물질일까요?

　뇌, 신경조직, 혈액, 장기, 근육 등에 분포되어 있는 콜레스테롤은 생체막의 주요 구성성분입니다. 생체 내에서 콜레스테롤은 스테로이드계 호르몬과 담즙산, 비타민 D 등을 만들어내는 재료가 되며, 또한 적혈구의 파괴를 막는 등 우리 몸의 생리기능에 매우 중요한 역할을 담당합니다. 많은 사람들에게 구박받고 있지만 사실 콜레스테롤은 알고 보면 이렇게 우리 몸에 일정한 수준으로 들어 있어야만 하는 필수요소인 것입니다.

이미 알려져 있다시피 콜레스테롤은 육류와 어류, 난류 등 대부분의 동물성 식품의 섭취를 통해 외부에서 공급되지만, 정상적인 인체의 대사과정을 통해 간에서 합성되기도 합니다. 즉 모든 사람에게 자연스럽게 존재하는 것으로, 성인의 적정 콜레스테롤 수치인 200mg/㎗(1㎗=0.1ℓ) 미만을 유지하고 있다면 그리 걱정할 필요가 없습니다.

물론 혈중 콜레스테롤 수치가 220mg/㎗ 이상인 상태에서는 위험이 증가하므로 관리를 해줄 필요가 있습니다. 필요 이상 많아진 콜레스테롤은 혈관벽에 축적되는데, 이것이 오랫동안 계속되면 혈관을 좁혀 관상동맥질환, 심하면 심장마비도 불러올 수 있기 때문입니다.

콜레스테롤 수치가 극도로 높은 상황이 아니라면 약물요법보다는 주로 운동과 식이요법을 함께 병행해서 수치를 떨어뜨리는 것이 좋습니다. 열량과 지방의 섭취를 줄이고 섬유질과 비타민이 풍부한 야채와 과일을 자주 먹어주면 콜레스테롤 수치를 낮출 수 있습니다. 달리기, 테니스, 수영 같은 유산소 운동을 꾸준히 해주는 것 또한 같은 효과를 기대할 수 있습니다.

한 가지 기억할 점은 콜레스테롤 가운데도 좋은 것과 나쁜 것이 있다는 사실입니다. 콜레스테롤은 수용성이 아니기 때문에 혈액 속에서는 순환을 위해 아포프로테인이라는 운반체와 결합해 지단백이라는 형태로 존재하게 됩니다. 비중에 따라 몇 가지로 분류되는 지단백 가운데 저밀도 지단백은 우리 몸에 해로운 콜레스테롤로서 혈관에 잘 침착되어 동맥경화를 일으키는 주요한 원인이 됩니다. 하지만 고밀도 지단백은 혈관벽 노폐물을 간으로 운반해 동맥경화를 억제해주는 유익한 콜레스테롤입니다. 따라서 총 콜레스테롤 양에서 고밀도 지단백

Point

콜레스테롤은 정상적인 인체의 대사과정을 통해 간에서도 합성되며 우리 몸에 일정한 수준으로 들어 있어야만 하는 필수적인 요소입니다. 성인의 적정 콜레스테롤 수치를 유지하고 있다면 그리 걱정할 필요가 없습니다.

의 비율이 높을수록, 저밀도 지단백이 낮을수록 좋다고 말할 수 있습니다.

보통 콜레스테롤이라고 하면 육류 같은 식품을 떠올리기 쉬운데, 커피를 많이 마시면 고밀도 지단백에는 별다른 변화 없이 저밀도 지단백의 혈중농도가 높아지는 것으로 알려져 있습니다. 커피의 기름 성분이 체내의 담즙 분비를 감소시키기 때문입니다. 그러므로 하루에도 몇 잔씩 커피를 마시는 습관은 고치고, 원두커피를 마실 때는 되도록 필터로 여러 번 걸러주는 것이 건강에 이롭겠습니다.

콜레스테롤 수치가 지나치게 높아지면 동맥경화증과 고혈압 등을 유발해 건강을 위협하는 것은 부인할 수 없는 사실입니다. 하지만 그렇다고 해서 낮을수록 좋은 것은 아니며, 무조건 콜레스테롤을 건강을 해치는 원흉으로 보는 것은 잘못된 시각입니다. 특히 성장기의 어린이와 청소년들에게 콜레스테롤 때문에 육류 등을 제대로 먹지 못하게 한다면 성장발육에 불균형을 가져올 수 있습니다. 의사로부터 특별히 콜레스테롤 섭취를 줄여야 한다는 진단을 받지 않은 이상, 콜레스테롤이 풍부한 음식이라고 해서 좋아하는 음식을 애써 외면할 필요는 없습니다.

4

아는 게 병이다?

아는 게 병이 될 리는 없습니다. 하지만 잘못 알고 있으면 병을 키울 수도 있습니다.
주변 사람들의 의견도 중요하지만, 먼저 의사를 신뢰합시다.

혈압약은
혈압 높을 때만 먹는다?

　최근에는 반드시 건강검진을 하지 않더라도 병원이나 약국에서 손쉽게 혈압을 측정할 수 있습니다. 따라서 많은 사람들이 자신의 혈압을 관리해줘야 하는지 아닌지 정도는 파악하고 있습니다.

　그런데 고혈압이라고 하면 처음엔 걱정스러워서 이것저것 조심하려고 애쓰다가도 시간이 지날수록 대수롭지 않게 생각하는 경향이 있는 듯합니다. 혈압이 남들보다 높다고는 하지만 어디가 특별히 아프다거나 불편함을 느끼지는 않기 때문입니다. 게다가 주변 사람들도 몇 사람 건너뛰면 고혈압이라니, 흔한 감기 정도에 걸린 것 같아서 위기감이 느껴지지 않습니다. 의사가 잊지 말고 꼭 챙겨먹으라고 일러준 약도 귀찮아서 팽개쳐버리기 일쑤입니다.

　그러나 이미 앞 장에서도 썼듯이 고혈압은 그 자체로는 수 년 동안 별다른 증세를 보이지 않다가 어느 순간 뇌출혈이나 관상동맥질환처럼 치명적인 합병증을 불러오는 무서운 질환입니다. 동맥을 세차게 흐르는 혈액은 혈관벽에 미세한 상처를 남기는데 혈압이 높은 사람은 보통 사람에 비해 더욱 많은 상처를 입히게 됩니다. 그리고 적정량 이상의 콜레스테롤이 그 상처 위에 쌓여 혈관을 조금씩 조금씩 막아버리고 맙니다.

이런 조건으로 수 년, 또는 수십 년을 지낸다면 고혈압인 사람은 그렇지 않은 사람에 비해 혈관질환을 일으킬 가능성이 훨씬 커질 수밖에 없습니다. 그런데도 당장에 아프지 않다고 해서 고혈압을 그대로 방치한다면 빤히 보이는 위험 앞에 무방비로 서 있는 것과 다를 바 없습니다.

혈압을 낮추기 위해 가장 먼저 해야 할 일은 잘못된 생활습관을 고치는 것입니다. 술과 담배를 멀리하는 것은 물론, 자극적이지 않은 음식으로 적정량의 식단을 세우고 규칙적인 생활을 하는 것이 중요합니다. 꾸준한 운동도 필요한데 운동하는 동안 혈압이 상승할 수 있으므로 운동의 종류와 강도는 의사와 상담하여 정하는 것이 좋습니다. 대체로 과격하지 않은 유산소 운동을 긴 시간 동안 해주는 것이 바람직합니다. 이런 노력을 통해서도 혈압이 떨어지지 않는다면 약에 의존하는 수밖에 없습니다. 혈압강하제로는 이뇨제, 베타차단제 등 몇 가지 약물이 쓰이는데, 복용량은 혈압의 정도에 따라 의사의 판단을 따르면 됩니다.

그런데 환자들 가운데는 약을 잘 복용하다가도 혈압 수치가 정상적으로 떨어지면 임의로 중단하는 사람들이 의외로 너무 많습니다. 그러다가 혈압이 높아지는 듯하면 다시 복용하고…. 매번 약을 챙겨먹기도 귀찮고 왠지 약을 오래 먹어 부작용이 생기지 않을까 걱정된다는 것이 그 이유입니다.

하지만 부작용은 걱정하지 않아도 좋습니다. 고혈압 치

Point

고혈압 치료제는 장기간 투약을 예상하고 만들어졌기 때문에 오랫동안 먹어도 부작용이 거의 없습니다. 임의로 약을 불규칙하게 먹거나 끊어버리면 몸이 적응하지 못하거나 갑자기 혈압이 올라 큰 위험을 부를 수 있습니다.

료제는 이미 장기간 투약을 예상하고 만들어졌기 때문에 오랫동안 먹어도 부작용이 거의 없는 약들입니다. 혹시 복용중인 약물에 부작용이 있다면 다른 혈압강하제로 바꿔서라도 혈압약은 꾸준히 먹어야만 합니다. 약을 불규칙하게 먹거나 끊어버리면 몸이 제대로 적응하지 못하거나 갑자기 혈압이 올라 큰 위험을 부를 수 있습니다. 아무쪼록 고혈압 진단을 받은 이상 건강을 지키기 위해서는 혈압을 관리하는 데 항상 힘써야만 하겠습니다.

〈고혈압을 예방하는 7가지 생활수칙 (한국고혈압학회)〉

1. 음식을 싱겁게 골고루 먹는다
2. 살이 찌지 않도록 알맞은 체중을 유지한다
3. 매일 30분 이상 적절한 운동을 한다
4. 담배는 끊고 술은 삼간다
5. 지방질을 줄이고 야채를 많이 섭취한다
6. 스트레스를 피하고 평온한 마음을 유지한다
7. 정기적으로 혈압을 측정하고 의사의 진찰을 받는다

목이 뻣뻣하면
고혈압이다?

　직장 동료들과 회식을 마치고 집으로 향하던 중년의 K씨는 문득 뒷목이 뻐근한 것을 느꼈습니다. '그러고 보니 요즘 부쩍 목이 뻣뻣했던 것 같은데, 너무 일을 열심히 해서 몸이 피곤한 걸까? 아니면 혹시 나한테도 고혈압이?' 문득, 며칠 전 TV 드라마 속에서 충격을 받은 한 배우가 뒷목을 부여잡고 쓰러지던 장면이 떠오른 K씨는 자기도 모르게 식은땀을 흘리고 말았습니다.

　많은 사람들은 이렇게 목이 뻣뻣하다 싶으면 혹시 고혈압이 아닐까 의심하게 됩니다. 고혈압은 우리나라 전체 성인 가운데 약 15%에 달하는 사람들이 갖고 있는, 드물지 않은 만성질환이고 보니, 슬슬 건강에 신경이 쓰이기 시작하는 나이가 되면 더욱 그렇습니다. 그런데 실제로 검사를 해보면 고혈압 때문에 목이 결리고 뻣뻣한 경우는 예상 밖으로 드뭅니다.

　고혈압은 그 자체로 혈압이 높다는 것 말고는 수 년 또는 수십 년 동안 별다른 증세를 보이지 않습니다. 일부 환자는 어지럼증이나 두통, 목이 뻣뻣하다고 호소하기도 하지만 이는 혈압이 아주 심하게 높아질 때에나 나타나는 증상으로 소수에 불과합니다.

목이 뻣뻣한 증세는 고혈압보다는 심한 스트레스가 원인이 되는 경우가 제일 많습니다. 스트레스를 받으면 우리 몸에 여러 가지 영향을 끼치는데 그 중 하나로 목과 어깨 주변의 근육이 긴장되면서 뻐근함과 두통 증세가 나타나기 쉽습니다.

머리를 앞으로 숙이거나 내미는 등 평소 올바르지 않은 자세도 목에 많은 부담을 주어 뻣뻣하게 만드는 요인이 됩니다. 목과 어깨 근육은 운동량이 많은 다른 근육들에 비해 움직임이 떨어지기도 할뿐더러 잘못된 자세가 계속되면 머리를 지탱하느라 더욱 경직되고 단단히 뭉칠 수밖에 없습니다. 특히 직업상 하루 종일 책상에 앉아 일해야 하는 사람이라면 한 시간에 십 분 정도는 반드시 휴식을 취하면서 목운동을 해주는 것이 좋습니다.

이 외에 목디스크 같은 특정 질병으로도 목이 뻣뻣하게 느껴질 수 있는데, 이런 경우 좀더 심한 통증과 함께 팔과 손이 저리는 증세가 동반되기도 합니다.

이처럼 목을 뻣뻣하게 만드는 이유는 여러 가지가 있으므로 정확한 진단 전에 고혈압이라고 단정할 수는 없는 일입니다. 간혹 목이 뻣뻣해서 혈압을 재봤더니 정말 고혈압이더라는 사람도 있지만 서로 상관관계가 있다고 말하기는 힘듭니다. 앞서 말했듯이 대단히 심각한 정도가 아니라면 고혈압만으로 목이 뻣뻣하지는 않기 때문입니다. 고혈압이 의심스러울 때 혈압을 재보는 것은 필요하지만 이 한 가지 증세만 가지고 처음부터 너무 걱정할 필요는 없는 것입니다.

Point

고혈압 때문에 목이 걸리고 뻣뻣한 경우는 예상 밖으로 드뭅니다. 목이 뻣뻣한 증세는 고혈압보다는 심한 스트레스가 원인이 될 때가 제일 많습니다. 스트레스를 받으면 목과 어깨 주변의 근육이 긴장되기 때문입니다.

고혈압보다
저혈압이 위험하다?

우리 주위에서는 저혈압 때문에 안색이 창백하고 기운이 없으며 또 손발이 저리다고 이야기하는 사람들을 어렵지 않게 볼 수 있습니다. 가끔은 심각한 표정으로 저혈압이 고혈압보다 무섭다고 하던데 걱정 이라고 덧붙이기도 합니다. 저혈압이 도대체 무엇인데 수많은 현대인 의 건강을 위협한다는 그 고혈압보다 더 위험하다는 것일까요?

흔히 말하는 혈압은 심장에서 보내진 혈액이 혈관에 미치는 압력을 이르는 것으로 저혈압의 사전적인 의미는 정상보다 낮은 혈압을 뜻합 니다. 여기서 정상이라고 표현되는 혈압 수치는 일반적으로 120/80mmHg(수축기/확장기) 정도라고 일컬어집니다.

그런데 사실 이러한 수치는 고혈압 환자들에게 혈압을 어느 정도까 지 내려야 할지 기준선을 제시해주는 것으로, 혈압이 이보다 낮은 사 람들은 신경 쓰지 않아도 좋습니다. 혈압이 이 범위에 포함되지 않는 다고 해서 비정상이라고 할 수는 없으며, 다만 평균에 미치지 않는 것 뿐이라고 이해하면 됩니다.

저혈압은 병이나 질환이 아닌 단순한 현상이라고 인식하는 것이 옳습니다. 고혈압이 잠재적으로 건강을 크게 위협하는 것과 달리 저혈압은 건강에 지장을 주지 않으며 시간이 지나면서 합병증을 일으키는 경우도 없습니다. 오히려 저혈압이 동맥경화를 유발할 확률이 낮기 때문에 장수에 유리하다는 견해도 있습니다.

따라서 고혈압 환자가 치료 대상이 되는 데 비해 저혈압인 사람은 특별한 조치를 취할 필요가 없습니다. 고혈압에는 혈압강하제를 써서 혈압이 떨어지도록 치료해야 하지만 저혈압은 약물을 복용해 인위적으로 올리지 않아도 되는 것입니다. 게다가 혈압강하제는 수십 년을 써도 안전한 데 비해 혈압을 높이는 약은 적잖은 부작용을 가져올 수 있으므로 조심해야만 합니다.

그런데도 많은 사람들이 저혈압을 위험한 것으로 알고 있는 이유는 아마도 고혈압이 상당히 위험한 것처럼 저혈압도 무언가 그만큼 위험하리라는 생각을 하기 때문이 아닌가 싶습니다.

때때로 갑자기 대량 출혈이나 심장병, 극심한 설사로 인한 탈수 등으로 혈압이 급격하게 떨어지는 상태에서는 생명이 위급하게 됩니다. 하지만 이것은 평소에 저혈압을 갖고 있는 것과는 성질이 다릅니다. 특별한 상황에 처해 혈압이 떨어져 위독해지는 것이지 저혈압이라서 위험이 발생하는 것은 아니기 때문입니다. 창백하고 손발이 저리는 등 우리가 흔히 저혈압 때문에 나타나는 것으로 잘못 알고 있는 증세들 또한 다른 질환으로 인한 것이 아닌지 의심해볼 필요가 있습니다.

고혈압이 잠재적으로 건강을 크게 위협하는 것과 달리 저혈압은 건강에 전혀 지장을 주지 않으며 시간이 지나면서 합병증을 일으키는 경우도 없습니다. 따라서 저혈압인 사람은 특별한 조치를 취할 필요가 없습니다.

빈혈은
저혈압 때문에 생긴다?

그저 대충, 둘 다 피가 모자라 생기는 질환이라고 여기는 많은 사람들은 저혈압과 빈혈을 연관지어 생각하는 경향이 있습니다. 저혈압이니까 빈혈이다, 혹은 빈혈이니까 저혈압이다, 혈압이 정상이니까 빈혈은 아니다, 라는 식으로 말입니다. 어쩌다 빈혈이면서 저혈압인 사람이 있을 수도 있지만 실제로는 혈압과 빈혈은 아무런 상관 관계가 없습니다.

이 둘은 각각 원인부터 다릅니다. 우선 빈혈은 산소 운반 기능을 담당하는 적혈구의 혈색소가 정상보다 부족하거나 적혈구 자체가 적어 나타나는 혈액계 질환입니다. 그에 비하여, 저혈압은 심장에서 나오는 혈류의 압력이 평균치보다 낮은 심장혈관계통의 현상이라고 할 수 있습니다. 서로 관계가 없으므로 혈압이 정상이거나 고혈압이라도 심한 빈혈에 시달릴 수 있으며, 혈압이 평균보다 낮더라도 빈혈과는 거리가 멀 수 있는 것입니다.

개인차가 많긴 하지만 빈혈에 걸리면 안색이 창백해지거나 만성피로와 식욕저하, 어지럼증이 느껴지고 쉽게 숨이 차는 등의 증세를 보입니다. 이중 어지럼증은 대표적인 빈혈 증세로 알려져 있지만 빈혈 때문에 어지러울 수는 있을지 몰라도 어지러우니까 빈혈이라는 생각은 잘못된 것입니다. 어지러움이 심해서 진단을 받아보면 다른 병이 있을 때가 대부분이고, 심한 빈혈이 있는 사람도 어지러움을 못 느끼는 경우가 적지 않기 때문입니다.

저혈압은 평소에는 특별한 증세를 보이지 않지만 더러 나른함과 무기력증, 현기증 등을 호소하는 사람이 있으며, 기립성 저혈압인 경우에는 평소에 전혀 이상이 없다가도 누워 있거나 앉아 있다가 일어설 때 갑자기 현기증이 일기도 합니다.

빈혈과 저혈압에 대처하는 방법도 각기 다릅니다. 빈혈은 구체적으로 철 결핍성 빈혈, 재생 불량성 빈혈, 용혈성 빈혈 중 어떤 것인지 진단을 받아 그에 맞춰 치료해주어야 합니다. 반면 저혈압은 과다출혈이나 다른 급성 질환에 의해 나타나는 것이 아니라면 생활에 불편을 주지 않는 이상 특별한 조치를 취할 필요가 없습니다. 일반적으로 말하는 저혈압은 병이라기보다는 현상 또는 상태라고 이해하는 것이 옳기 때문입니다.

살펴본 바와 같이 빈혈과 저혈압은 서로 확연히 다른 성질의 문제입니다. 이것을 연관시켜 몸 상태에 대해 자의적 판단을 내리는 것은 무의미할 뿐만 아니라 위험한 결과를 불러올 수도 있습니다. 스스로 빈혈이나 저혈압이라고 생각되더라도 의사의 진단을 받아 정말로 그런 것인지, 혹시 다른 위중한 질병이 있는 것은 아닌지 확실히 하는 것이 바람직합니다.

Point

빈혈은 혈액계 질환이며 저혈압은 심장혈관계통의 현상입니다. 서로 상관 관계가 없으므로 혈압이 정상이거나 고혈압이라도 심한 빈혈에 시달릴 수 있으며, 혈압이 평균보다 낮더라도 빈혈과는 거리가 멀 수 있습니다.

B형간염은
술잔으로도 옮는다?

우리나라 사람들 열 명 가운데 한 명 가량은 B형간염바이러스 보균자이고 보니 정확히 누구인지는 몰라도 주위 사람 몇 명은 보균자이기가 쉽습니다. 그런데 막상 함께 어울리던 동료가 보균자라는 사실을 알고 나면 내심 그가 꺼려지는 것이 사실입니다. 점심시간이나 술자리에서도 혹시 전염되는 건 아닐까 마음이 불편하고…. 정말 B형간염바이러스 보균자와는 식사를 같이 하면 안 되는 걸까요? 아니면 이런 생각이 그저 편견에 불과한 것일까요?

B형간염은 B형간염바이러스에 감염되어 걸리는 질환으로, B형간염바이러스에 감염되어도 상당수는 아무 증상 없이 지냅니다. 하지만 갑자기 급성간염을 일으켜 황달과 구토 등의 증세를 보이면서 목숨을 빼앗거나 만성간염이 되어 간경화나 간암 등 치명적인 결과를 불러올 수 있습니다.

B형간염바이러스가 타인에게 전염되는 경로는 보균자의 혈액, 정액, 타액(침), 세 가지를 통해서입니다. 그런데 감염균이 검출된다고

해서 이들의 전염성이 모두 동일한 것은 아닙니다. 혈액에 비하면 정액이나 침에는 비교도 안 될 만큼 미미한 정도의 감염균이 들어 있을 뿐이며, 우리 몸은 감염균 몇 마리가 들어온다고 해서 B형간염에 걸리지는 않습니다. 이론적으로는 가능할지 몰라도 성행위나 깊은 키스를 통해 다량으로 전해지지 않는 이상 정액과 침의 단순 접촉으로는 B형간염에 전염되지 않는 것입니다.

B형간염 전염의 주원인인 혈액을 통한 감염 사례를 살펴보면 B형간염바이러스 보균자인 여성이 분만하는 과정에서 아기에게 감염시키는 경우를 들 수 있습니다. 반면에 피가 붉게 묻어 있지 않더라도 소독하지 않은 면도기, 칫솔, 일회용이 아닌 주사기와 침 등을 통해서도 감염될 위험이 있으므로 이것들은 각자의 것을 두고 사용해야 합니다. 혈액 감염은 수혈을 떠올리기 쉽지만 수혈한 피에 대해서는 B형간염바이러스가 있는지를 검사하기 때문에 이것은 걱정하지 않아도 됩니다.

그동안 우리는 찌개를 함께 떠먹거나 술잔을 돌려가며 마시는 습관들이 마치 우리나라에 B형간염바이러스 보균자를 늘게 한 원인인 양 단정지어왔습니다. 더불어 보균자들은 먹는 자리에 합석하는 것조차 왠지 미안하게 여겨왔습니다. 앞서 살펴본 것처럼 실제로 보균자와 식기나 수저를 함께 사용하고 음식물을 같이 나눠 먹는다고 해서 B형간염에 걸릴 위험은 거의 없는데도 말입니다. 게다가 보균자들은 식생활뿐만 아니라 취업시에도 여전히 일부 기업에서는 불이익을 당하고 있습니다. 잘못된 상식이 그들의 미래가 달린 취업 문제까지 결부시켜 보균자들을 억울하고 고통스럽게 만들고 있는 것입니다.

허리 디스크는
수술해야 한다?

언제부터인가 허리가 무겁게 느껴지고 끊어지는 듯 아파와 병원에 찾아가면 디스크라는 진단을 받기 쉽습니다. 허리의 통증이 엉덩이와 다리까지 이어져 여간 고통스러운 것이 아니지만 그렇다고 수술을 받기는 왠지 꺼려집니다. 대체 디스크는 무엇이 잘못 되어서 생기는 질환일까요? 또, 수술은 반드시 해야만 하는 걸까요?

집으로 치자면 대들보와 같은 역할을 하는 척추는 수십 개의 뼈로 연결되어 있습니다. 디스크는 이 뼈들을 잇는 일종의 연결 조직으로서 몸의 중력과 충격을 흡수시켜주고 뼈 사이에서 완충역할을 담당합니다. 둥근 원통처럼 생긴 디스크 안쪽에는 젤리 같은 수핵이 들어 있으며 이 수핵은 섬유질인 섬유륜에 싸여 보호됩니다.

디스크는 튼튼한 인대 조직에 둘러싸여 척추 뼈 사이에서 좀처럼 밀려나오지 않습니다. 그러나 오랫동안 계속된 나쁜 자세나 사고 등으로 척추 뼈가 비뚤어지면 뼈 사이의 디스크가 눌려 찌그러지면서 밀려나오게 됩니다. 우리가 흔히 말하는 디스크 질환은 이렇게 밀려

나온 디스크가 주위의 신경근을 자극해 통증을 일으키는 것을 의미합니다. 이중에서도 허리뼈 사이의 디스크에 문제가 생기는 경우를 허리 디스크라고 합니다.

일반적으로 허리 통증과 함께 다리가 저리고 당기는 증세가 나타나는데 같은 허리 디스크라도 구체적으로 신경이 눌리는 위치에 따라 통증부위는 달라집니다. 특히 허리 부분의 요추 4, 5번은 척추 가운데서도 가장 힘을 많이 받는 부위로, 디스크도 가장 많이 발생하는 경향이 있습니다.

디스크라는 판정을 받으면 먼저 생각하게 되는 것 하나가 수술 여부에 대한 것인데, 가정생활과 직장생활로 인해 수술을 간단히 결정하기는 힘듭니다. 수술을 주저하게 만드는 또 한 가지는 디스크는 수술을 하더라도 재발하는 경우가 많다는 사실입니다.

심지어 수술 뒤 불과 몇 년 후에는 수술한 사람과 그렇지 않은 사람의 통증 상태가 별반 차이를 보이지 않는다는 연구결과도 있습니다. 그리고 수술로 신경의 눌림 현상은 사라지더라도 수술한 척추 부위와 허리 근육이 약해져 통증이 계속될 수도 있습니다.

이런 이유들로 디스크 진단을 받은 환자들 대부분은 약물치료, 물리치료 등 비수술 요법으로 치료받고 있으며, 10~20% 이하의 환자들만이 수술 고려대상이 되고 있습니다. 이를테면 통증이 견딜 수 없이 심해 일상생활이 도저히 불가능하거나, 발가락과 발목의 힘까지 떨어지는 환자, 마비증세로 다리를 움직일 수 없는 환자 등이 그렇습니다.

허리 디스크의 치료 목표는 불편 없이 일상생활을 영위하는 것이지 척추를 바로 세우는 것이 아니므로 무턱

Point

허리 디스크의 치료 목표는 불편 없이 일상생활을 영위하는 것이지 척추를 바로 세우는 것이 아니므로 무턱대고 수술할 필요는 없습니다. 대부분의 환자들은 약물치료, 물리치료 등 비수술 요법으로 치료를 받고 있습니다.

대고 수술을 할 필요는 없습니다. 반드시 수술이 필요한 경우를 제외한 대부분의 환자에게 중요한 문제는 효과적으로 통증을 조절해 정상적인 생활을 가능하도록 하는 일입니다.

무엇보다 꾸준한 운동을 통해 허리 근육을 강하게 만드는 것은, 수술 없이 자연적인 회복을 돕고 수술을 하더라도 재발을 막는 데 큰 도움을 줍니다. 일반적으로 수영 중 자유형과 배영, 철봉 매달리기 등을 권할 만하지만, 무엇보다 의사에게 환자 개개인의 상태에 알맞은 운동 방법을 처방받아 따르는 것이 중요합니다.

디스크를 예방하기 위해서는 평소의 자세부터 교정할 필요가 있습니다. 자신은 인지하지 못하는 사소한 동작이 지속적으로 디스크에 충격을 줄 수 있기 때문입니다. 예를 들어 의자에 한 시간 이상 등을 구부리고 앉아 있거나 의자 끝에 걸터앉는 자세, 비스듬하게 앉는 자세는 고쳐야 합니다. 잘 때는 낮은 베개로 바닥과 목의 각도를 줄여주는 것이 좋습니다.

제왕절개가
자연분만보다 안전하다?

　기다리고 기다리던 아이를 가졌더라도 아이를 낳는 행위 자체는 여성에게 커다란 고통임에 틀림없습니다. 그 순간만큼은 어떤 산모든 빨리 지나가버렸으면 좋겠다고 생각할 것입니다. 그래서인지 굳이 필요한 상황이 아닌데도 제왕절개를 요구하는 산모들이 많습니다. 경험하지 못한 출산의 고통에 대한 두려움 외에도 제왕절개가 자연분만보다 안전하다는 등의 근거없는 믿음이 자연분만을 꺼리게 만들고 있습니다.

　제왕절개는 정상적인 자연분만이 불가능한 위험한 상황일 때 산모의 자궁을 절개해서 아기를 꺼내는 인공분만법입니다. 즉, 태아가 비정상적으로 자리잡고 있거나 아기의 머리가 산모의 골반보다 큰 경우, 또 노산(老産) 등일 때 계획된 제왕절개가 시행됩니다. 진통이 시작되어서야 급하게 제왕절개를 결정하기도 하는데, 태반이 아기보다 아래쪽에 위치하거나, 아기의 심장박동이 불규칙해지거나, 탯줄이 태아의 목을 감싸 질식 위험이 있는 상황, 자궁구가 제대로 열리지 않는 상황 등에서 이루어집니다.

이렇게 산모와 태아의 상태가 위험할 때는 당연히 제왕절개를 해야 하지만 우리나라 산모들의 제왕절개 선호도는 유별나게 높아서, 제왕절개 출산율이 선진국의 두 배가 넘는 40%에 달하고 있습니다. 이런 수치는 세계보건기구가 권장하는 10%의 네 배에 이르는 것으로 가히 세계 최고 수준입니다.

그런데 각종 연구 결과를 들여다보면 이렇게 많은 산모들의 기대와는 달리 제왕절개가 결코 자연분만보다 안전하거나 바람직하지 않음을 알 수 있습니다. 일단 제왕절개 수술은 다른 수술과 마찬가지로 마취를 해야 하기 때문에 각종 마취사고의 위험이 있으며, 자연분만에 비해 제왕절개 수술을 받은 산모는 혼수상태나 과다출혈, 감염, 우울증 등의 합병증과 후유증을 경험할 가능성이 네 배나 된다고 합니다. 산모 사망률도 자연분만보다 네 배 정도 높습니다. 게다가 몸을 회복하는 시간이나 만만치 않은 비용을 생각하면 제왕절개는 산모에게 유리할 것이 없습니다.

자연분만을 하면 몸매가 망가진다는 것도 근거 없는 속설입니다. 아이를 낳고 몸이 불어나는 것은 일생중 가장 무거운 체중으로 돌아가려는 우리 몸의 생리적 현상일 뿐이며, 분만 방법과는 관계가 없습니다. 중요한 것은 우리 몸이 늘어난 체중에 적응하기 전에, 출산 후 6개월 이내에 적절한 운동과 식이요법으로 본래의 체중을 회복하도록 노력하는 것입니다. 아기를 낳은 후 너무 누워서만 지내거나 조금도 움직이지 않으려는 식의 산후조리는 오히려 건강에 도움이 되지 않습니다.

자연분만이 산모와 태아 모두에게 바람직한 출산 방법

임은 이론의 여지가 없는데도 우리나라의 제왕절개 출산율이 비정상적으로 높은 것은 편안함만 추구하는 산모뿐 아니라 자신들의 이익에 따라 불필요한 제왕절개를 권하는 일부 병원, 불합리한 제도에서도 그 이유를 찾을 수 있습니다.

자연분만에 소요되는 시간과 노력에 비해 턱없이 낮은 건강보험 수가, 그리고 자연분만시 일어날 수 있는 우발적 사고에 대해 절대적으로 의사의 책임을 묻는 현실은 의사로 하여금 산모에게 제왕절개를 권유하도록 부추기는 것입니다. 산모와 의사들의 의식 개선, 당국의 제도적 뒷받침이 필요한 부분입니다.

치질은
수술해야 낫는다?

치질처럼 남들에게 숨기고 싶은 병도 흔치 않습니다. 은밀한 부위에 난 탈이라 남들 앞에 말하기 민망해하고 창피해하는 환자들이 대부분입니다. 정도가 심해져 병원을 찾아볼까 하다가도, 의사한테 보이는 것 역시 수치스럽기는 마찬가지고 게다가 고통스럽기 짝이 없다는 치질 수술을 생각하면 발길을 되돌리게 되는 사람들이 많습니다.

원래 치질이란 항문 질환을 아울러 부르는 용어로서, 우리가 보통 이야기하는 치질은 치핵이라고 부르는 것이 정확합니다. 직장(直腸) 하부에 그물처럼 모여 있는 혈관들이 점막과 덩어리를 이루면서 생기는 치핵은 배변시 출혈과 앉아 있기 힘든 통증 등의 증세를 보이는 것이 특징입니다. 치핵의 직접적인 원인은 변비일 때가 많은데, 배변시 힘이 과다하게 들어가 항문 혈관이 쉽게 늘어나거나 단단한 변이 항문에 상처를 입히기 때문입니다

그런데 많은 사람들이 치핵은 수술 말고는 완치시킬 방법이 없다고 믿는 것과는 달리, 대부분의 치핵은 수술하지 않고도 치료가 가능합

니다. 실제로 전체 치핵 환자 가운데 수술을 받는 사람은 20% 미만에 불과한 수준입니다. 수술 외에는 고무밴드 결찰법, 경화제 주사법, 적외선 응고법 등의 요법이 쓰입니다.

특히 초기의 치핵은 집에서 좌욕을 해주는 것만으로도 증세를 없앨 수 있는데, 체온과 비슷한 따뜻한 물을 준비해 항문 부위를 담그면 됩니다. 횟수는 하루에 세네 번 정도, 한 번에 5분 이하가 적당하며 배변 직후에 해주면 더욱 좋습니다. 이것은 상처 부위를 청결히 세척하고 혈액순환을 도울 뿐 아니라 항문 근육을 이완시켜 통증을 덜어주는 효과를 줍니다. 그러나 좌욕만으로 완치가 되었든, 수술로 완치가 되었든, 만일 완치 후에도 잘못된 습관이 계속되면 언제든 재발할 가능성이 있다는 것을 유념해야 합니다.

치핵을 예방하기 위한 올바른 배변 습관으로는 우선 변기에 10분 이상 머물러 있지 않는 것을 들 수 있습니다. 따라서 신문 같은 읽을거리는 가져가지 않는 게 좋으며, 변의가 느껴지면 바로 화장실에 가는 것이 바람직합니다. 배변시에는 너무 과도하게 힘주지 않도록 조심하고 배변 후 항문을 물로 씻어주거나 비데를 사용하는 것이 좋습니다. 평소 생활에서도 장시간 서 있거나 앉아 있는 자세를 피하고 규칙적인 식사, 섬유질이 풍부한 음식을 섭취하는 것이 도움이 됩니다.

치핵이 있어도 아닌 척 하는 사람들이 많지만 사실 성인 인구의 절반 정도가 알게 모르게 앓고 있다고 할 만큼 치핵은 우리나라에서 흔한 질환입니다. 또한 너무 늦게 병원을 찾지만 않는다면 비수술 요법으로도 쉽게 잡을 수 있는 질환입니다. 고통스러워하면서도 창피함과 두려움 때문에 뒤로 미룰 이유가 없는 것입니다.

Point

전체 치질 환자 가운데 수술을 받는 사람은 20% 미만에 불과한 수준입니다. 수술 외에는 고무밴드 결찰법, 경화제 주사법, 적외선 응고법 등의 요법이 쓰이며, 초기의 치질은 좌욕을 해주는 것만으로도 증세를 없앨 수 있습니다.

피부병은
무조건 전염된다?

증세가 심한 피부병 환자가 버스나 지하철에 오르면 가까이 있지 않으려고 자리를 피하는 사람들이 많습니다. 심지어 버스 운전기사가 내려달라고 하기도 하고, 목욕탕 같은 곳에서는 출입을 제지하기도 합니다. 혹시 피부병이 자신에게도 옮는 것은 아닐까 하는 걱정을 모두들 알게 모르게 하고 있는 것입니다.

이렇게 의사가 아닌 보통사람들의 눈에는 제각기 다른 원인을 가진 많은 피부병이 비슷비슷하게만 보이고 전염되는 것은 아닌지 우려됩니다. 그러나 우리가 주위에서 흔히 접할 수 있는 습진, 건선, 아토피 같은 대부분의 피부병에는 전염성이 없습니다. 이런 피부질환은 대개 만성적인 경우가 많고 보기에만 흉할 뿐, 다른 사람에게 옮겨 피해를 주지는 않습니다.

다만 세균이나 진드기가 원인이 되는 일부 피부병은 전염성을 갖고 있습니다. 주로 여름철에 어린이들에게 발생하는 농가진 같은 세균감염증을 들 수 있으며 집단 기숙생활을 하는 곳에서 가끔씩 발생하는 옴, 머릿니 등도 전염성이 있습니다. 무좀도 떨어져 나온 각질에 의해 다른 사람에게로 전염될 가능성이 있긴 합니다.

하지만 이렇게 전염성을 가진 피부병이라도 우려만큼 쉽게 옮지 않으며 평소에 몸과 주위를 청결히 하는 사람이라면 지나치게 전염을 걱정할 필요는 없습니다.

피부병에 대해 많은 일반인들이 오해하고 있는 또 한 가지는 피부병이 지저분하기 때문에 걸린다는 생각입니다. 감염성 피부염에 있어 이런 추측이 전혀 근거가 없다고 잘라 말하기는 힘들지만, 이 같은 경우에도 보다 중요한 원인으로 여겨지는 것은 감염원과의 접촉입니다. 그리고 요즘은 잦은 샤워, 과도한 세제 사용 등으로 오히려 청결함이 지나쳐 피부가 손상되는 시대라고 할 수 있습니다.

막연히 피부병은 전염된다고 믿어 피부병 환자를 멀리하거나 색안경을 끼고 보는 태도는 그들의 마음에 상처를 주게 됩니다. 사람들의 이런 태도 때문에 환자는 드러나는 증세를 조금이라도 더 숨기려고 무리해서 약을 쓰고 결국 약의 부작용으로 인해 더 큰 고생을 치러야 하는 상황에 빠지기도 합니다. 근거 없는 지나친 우려로 환자를 더욱 힘들게 해서는 안 되겠습니다.

Point

우리가 주위에서 흔히 접하는 습진, 건선, 아토피 같은 대부분의 피부질환은 대개 만성적인 경우가 많고 보기에만 흉할 뿐, 다른 사람에게 전염되지 않습니다. 전염성을 가진 일부 피부병이라도 우려만큼 쉽게 옮지 않습니다.

비듬엔
머리 자주 감아라?

머리카락 사이사이로 보이는 비듬, 어깨에까지 솔솔 떨어져 내린 비듬은 당사자나 보는 사람 모두를 민망하게 만듭니다. 모르는 사람이 보면 얼마나 머리를 안 감아서 저렇겠냐고 생각할까봐 너무나 신경이 쓰입니다. 아예 비듬이 두드러져 보이는 짙은 색 옷은 피하게 되고, 두피가 건조해져 비듬이 잘 떨어지는 겨울이 오면 빨리 지나가기만을 기다리게 됩니다.

비듬은 두피의 각질층이 정상보다 빨리, 많이 떨어져 나타나는 피부질환입니다. 두피에 쌀겨 같은 껍질이 일어나고 대개는 가려움증을 동반하는 특징을 보입니다. 비듬이 없는 사람들은 비듬이 머리를 자주 감지 않기 때문에 생긴다고 여기는 경우가 많습니다. 물론 머리를 오랫동안 감지 않으면 누구든 비듬이 생길 수 있지만, 아무리 모발을 청결히 관리해도 비듬이 사라지지 않는 것이 문제가 됩니다.

비듬은 많은 사람들이 경험하는 것이지만 아직도 정확한 원인과 치료법을 속 시원히 알지는 못하는 실정입니다. 그러나 일반적으로 스트레스, 과도한 땀과 피지 분비는 비듬을 악화시키는 요인이라고 알려져 있습니다. 지루성 피부염, 아토피나 건선 등이 있는 사람들도 비듬과 비슷한 증세를 보일 수 있는데, 이중 가장 흔하게 비듬을 일으키는 지루성 피부염은 피지가 많이 나와 피부가 번들거리며 각질이 잘 일어나는 증세를 보입니다. 유난히 비듬이 심하고 붉은 반점, 진물 등이 있거나 두피 외에도 이상한 피부 증상을 보이는 부위가 있다면 다른 종류의 피부염을 의심할 수 있으므로 머리만 자주 감을 것이 아니라 의사와 상담해볼 필요가 있습니다.

비듬을 관리하기 위해서는 머리를 매일 감는 것이 좋지만 하루에도 몇 차례나 감는 것은 오히려 두피를 자극해 증세가 악화될 수 있으므로 삼가야 합니다. 일부러 빨랫비누를 쓰는 사람이 있지만 이것도 옳지 않습니다. 그리고 머리를 감을 때는 손톱으로 긁듯이 하지 말고 마사지를 하듯이 부드럽게 해줍니다.

가장 손쉬운 비듬 치료방법으로는, 약용 샴푸를 일주일에 두세 번 정도 써주는 것이 도움이 됩니다. 똑같이 비듬에 사용되는 약용 샴푸라도 그 성분은 조금씩 다르기 때문에 여러 가지를 사용해보고 자신에게 제일 적합한 것을 선택하는 것이 좋습니다. 약용 샴푸를 쓸 때는 성분이 잘 스며들도록 최소한 5분 정도는 기다려야 하며, 씻어낼 때는 샴푸가 머리에 남아있지 않도록 깨끗이 헹궈내야 합니다.

고혈압이나 당뇨병처럼 생명을 위협하는 종류의 난치병은 아니지만 비듬 역시 단번에 치료하려 들지 말고 꾸준히 관리하는 자세가 필요합니다.

Point

머리를 오랫동안 감지 않으면 누구든 비듬이 생길 수 있지만, 병적인 비듬은 아무리 모발을 청결히 관리해도 사라지지 않습니다. 일반적으로 스트레스, 과도한 땀과 피지 분비가 비듬을 악화시키는 것으로 알려져 있습니다.

정신병자는 위험하다?

병은 자랑해야 낫는다는 말이 있지만 사회의 뿌리 깊은 편견 때문에 정신질환자와 그 가족들 대부분은 병을 숨긴 채 몇 배로 고통을 겪고 있습니다. 정신질환자에게는 세를 내주는 것도 꺼려하고 내가 사는 동네에 전문병원이나 관련 시설이 들어선다는 소문이라도 들려오면 목에 핏대를 세우고 결사반대를 외칩니다.

일반인들이 정신질환자에 대해 편견을 갖고 있는 것은 어제오늘의 일이 아닙니다. 언제 사고를 일으킬지 모르는 위험한 존재이기 때문에 사회에서 완전히 격리시켜야 마땅하다고 여깁니다. 어차피 대인관계나 직장생활이 제대로 이루어질 리 없으므로 정신질환자들에게도 그 편이 좋을 것이라고 멋대로 단정내리기도 합니다.

그러나 정신질환자의 범죄율은 정상인보다 오히려 낮은 수준입니다. 2000년 통계에 따르면 일반인은 2.5%, 정신질환자는 1.8%의 범죄 발생률을 보이는 것으로 나타났습니다. 그런데도 수많은 사람들이 정신질환자를 잠재적인 범죄자로 인식하고 있는 까닭은, 가끔씩 일어나는 몇몇 정신질환자의 범죄가 대중매체를 통해 확대 해석되기 때문으로 보입니다.

오해는 여기서 그치지 않습니다. 여러 정신질환 중 가장 흔한 정신분열증 환자에 대해서는 많은 사람들이 정신의 분열, 인격의 분열을 의미하거나 다중적인 모습을 지닐 거라고 생각하는 경향이 있습니다. 병명 자체가 그런 이미지를 주기 때문입니다. 그래서 학계 일부에서는 이런 병명이 환자에 대한 편견을 부추기므로 다른 용어로 바꿀 필요가 있다는 의견도 제기되고 있습니다만, 대부분의 환자들은 평소에 자신의 성격을 그대로 갖고 있습니다. 다만 증상이 심할 때 자신을 통제하지 못하고 정상인의 눈에는 이상한 행동을 보여주기도 합니다.

정신분열증이 왜 발병하는가에 대해서는 아직 정확한 원인 규명이 이루어지지 못하고 있습니다. 단지 유전적 요인, 뇌 속 화학물질의 불균형, 스트레스 등 매우 여러 가지 요인들이 복합적인 영향을 끼친다고 짐작될 뿐입니다. 그러나 유전적 요인이 작용한다고 해서 일반인들이 오해하는 것처럼 정신분열증이 대물림되는 유전병이라는 뜻은 아닙니다. 어떤 일정한 법칙에 따라 병이 계속 대대로 이어지는 것은 아니기 때문입니다. 이는 고혈압, 당뇨병 등을 앓는 환자의 가족이 그렇지 않은 가족보다 그 병에 걸릴 확률이 좀더 높은 것과 마찬가지인 경우라고 이해할 수 있습니다.

우리 사회는 그 동안 정신질환자들에 대해 위험스러운 인물로 낙인을 찍듯 그들을 멀리해왔습니다. 그러나 정신질환을 앓는 자체로 범죄자처럼 대우받을 이유는 없습니다.

Point

가끔씩 일어나는 몇몇 정신질환자의 범죄가 대중매체를 통해 모든 정신질환자에게 해당되는 것처럼 확대 해석되고 있습니다. 그러나 정신질환자의 범죄 발생률은 정상인보다 오히려 낮은 수준입니다.

정신병은 고칠 수 없다?

정신질환을 둘러싼 편견은 그 어떤 병에 비해 다양하고도 뿌리 깊습니다. 범죄를 일으킬 위험이 있다는 둥, 유전된다는 둥, 귀신이 들린 병이라는 둥, 절대 낫지 않는 병이라는 둥…. 그 중에서도 환자와 그 가족들을 가장 기운 빠지게 만드는 것은 아마도 정신질환이 결코 낫지 않는다는 이야기일 것입니다.

그런데 주변에서 정신질환이 나았다는 사람을 본 적이 없다고 말하는 것은 어찌 보면 당연합니다. 가족 중에 누구라도 정신병에 걸리면 패가망신한다고 할 정도로 편견이 깊은 사회 분위기 속에서 정신병을 앓았었다고 말할 수 있는 사람은 거의 없을 것이기 때문입니다. 그러니 병원이나 주위에서는 언제 치료가 끝날지 모르는 환자들만 보게 되어 정신질환은 불치병이라는 인식을 갖기 쉽습니다.

하지만 현대 의학은 큰 발전을 이루었고 정신질환을 연구하는 의학역시 급속도로 발전해, 치료 기간이 평균적으로 좀더 소요될 뿐 이제 정신질환 중 가장 심각한 증세를 보이는 정신분열증 환자도 반 이상은 회복되어 정상적인 생활이 가능하게 되었습니다. 조기에 치료를 시작하면 90%까지 회복률을 보인다는 통계도 있습니다.

그러므로 치료 기간을 단축하고 치료 효과를 높이기 위해서는 조기에 전문의의 상담을 통해 적절한 약물 치료를 받는 것이 중요합니다. 특히 정신분열증의 경우 가장 기본적이고도 효과적인 치료 방법은 약물 치료라고 할 수 있습니다. 약물 치료를 통해 뇌신경 세포 사이의 신경전달물질의 양을 조절하는 것입니다. 사실 과거 정신분열증 치료제의 경우 환자의 환각증세를 없애는 쪽에만 효과를 보이고 사람을 무감정 상태로 멍하게 만들어 사회적 활동은 힘들게 하는 부분이 있었지만 지금의 신약은 이런 부작용을 개선해 직장생활까지 가능하도록 만들어주고 있습니다.

하지만 치료를 잘 받아 증세가 호전됐다고 해서 환자가 임의로 약을 끊어서는 안 됩니다. 약을 중단하면 재발의 위험이 크기 때문입니다. 다른 질환들도 재발을 막기 위해 운동을 하거나 꾸준히 처방된 약물을 복용하듯이 정신질환을 치료한 후에도 몇 년 동안은 약물 복용을 통한 관리가 필요합니다.

간혹, 병원에서 치료해봤자 정신질환은 낫지 않는다고 생각해 환자를 그대로 방치하는 모습을 보게 됩니다. 때로는 안수기도, 금식기도 같은 종교적 방법이나 굿 같은 민간신앙에 의존하기도 합니다. 어떻게든 환자를 치료해보려는 마음이야 이해하지만 기본적으로 필요한 과학적인 치료를 제쳐두고 다른 길을 찾는 모습은 안타까울 뿐입니다. 다른 병들과 마찬가지로 정신질환도 현대 의술로 치료할 수 있는 뇌의 질병임을 인식하는 현명한 자세가 환자의 가족들에게 필요합니다.

Point

치료 기간이 평균적으로 좀더 소요될 뿐 정신질환 중 가장 심각한 증세를 보이는 정신분열증 환자도 반 이상은 회복되어 정상적인 생활이 가능합니다. 조기에 치료를 시작하면 90%까지 회복률을 보인다는 통계도 있습니다.

정신병은 요양이 최고다?

　　TV나 영화를 통해 우리가 간접적으로 접하는 정신질환자들은 대부분 한적한 산 속에서 요양하거나 아니면 쇠창살이 달린 살벌한 느낌의 수용시설에서 갇혀 지냅니다. 그래서인지 많은 사람들은 실제로도 정신질환자는 그렇게 지내야 제대로 치료가 된다고 믿고 있는 듯합니다. 하지만 이것은 혼자서 마음만 다스릴 수 있으면 정신질환이 낫는다고 믿는 오류이며 정상적이고 과학적인 치료 방법이라고는 할 수 없습니다.

　　정신질환 치료에 이용되는 약물은 같은 목적을 가진 것이라도 환자의 개인적인 특성에 따라 좀더 뛰어난 효과를 보이는 것들이 있습니다. 그런데 환자와 궁합이 맞는 약물과 그 복용량을 판단하기 위해서는 몇 달의 시간이 필요하며 그것도 의사의 세심한 관찰과 상담이 있어야 가능합니다. 산 속에서 혼자 지내거나 전문의가 없는 요양소, 수용시설에서 지내는 것이 바람직하지 않은 까닭은 우선 이런 이유에서 찾을 수 있습니다.

또한 정신질환자에게는 당장의 증세 치료뿐 아니라 이후 사회 생활에 적응할 수 있는 능력을 키우는 것이 중요합니다. 증상이 호전됐다고 하더라도 자신감 상실, 대인관계 기피 등 그 동안 저하되어 있던 현실적응능력 때문에 사회생활에 많은 어려움을 느끼기 때문입니다. 사회적응능력을 높이는 것, 이는 사실 정신질환자를 치료하는 데 최종적인 목표가 된다고 할 수 있습니다. 그런데 세상과 단절된 산 속에 혼자 병을 치료하겠다고 들어앉아서야 사회에 대한 적응력이 생길 리 없습니다.

이렇게 현대의 정신질환 치료는 장기 입원이나 격리를 지양하고 앞서 말한 적절한 약물치료와 함께 사회 적응방법을 모색하는 방향으로 나아가는 추세입니다. 물론 일시적으로 정신질환자를 강제적으로라도 격리시켜 가두어야 할 경우가 있기는 합니다. 환자 스스로 치료에 적극적으로 응하면 가장 바람직하겠지만 정신질환자는 본인이 병이 있다는 사실 자체를 인정하지 못하고 효과적인 치료를 거부할 가능성이 있습니다. 따라서 환자 자신과 타인의 안전을 위협하거나 일상생활에 극심한 지장을 준다고 보일 때는 전문의의 판단에 따라 강제적 입원조치가 필요합니다.

간혹 정신질환이 만성화된 환자의 가족들은 환자를 입원시키는 것으로 할 일이 끝났다는 듯, 곁에 두고 감내하기 버겁다는 뜻을 노골적으로 드러내기도 합니다. 가족들도 나름대로 힘든 점이 없지 않겠지만 정신질환자를 치료하는 데 있어서는 가족들의 깊은 관심과 참여가 필수적입니다. 고혈압 환자나 당뇨병 환자가 약을 끊고 가족과 떨어져 혼자 지낸다고 해서 좋아질 수 없듯이 정신질환자도 마찬가지입니다.

귀에 물 들어가면
귓병?

한여름을 나는 아이들에게 무더위를 잊게 해주는 가장 좋은 방법은 뭐니뭐니해도 물놀이일 것입니다. 바닷가나 수영장에서 정신없이 놀다 보면 시간 가는 줄 모르지요. 하지만 즐거운 물놀이가 끝난 뒤에는 종종 감기, 눈병, 귓병 같은 이런저런 질환들이 불청객처럼 찾아옵니다. 이중 귓병을 앓는 많은 사람들은 귀를 통해 들어온 물이 문제를 일으켰을 것이라고 짐작합니다. 그러나 귓병, 특히 중이염은 이와는 상관이 없는 경로로 생겨납니다.

우리의 귀는 크게 외이(外耳), 중이(中耳), 내이(內耳)로 나뉘는데 새끼손가락이 들어가는 바깥쪽 부분이 외이, 고막이 가로막고 있는 안쪽이 중이, 제일 깊은 곳이 내이입니다. 중이염은 바로 중이에 생기는 염증으로서 감기의 합병증으로 자주 찾아오는 질환입니다. 콧속에서 중이까지 연결되는 이관(耳管)을 통해, 감기로 인한 코와 목의 분비물이 중이로 넘어가기 쉽기 때문입니다.

중이염은 특히 어른들보다는 아이들에게 높은 발병률을 보이는데,

통계적으로 3세까지는 대부분의 아이들이 한 번씩 알게 모르게 중이염을 앓는다고 합니다. 아이들이 어른보다 쉽게 중이염에 걸리는 까닭은, 어릴 때는 면역력이 약해 어른들보다 감기에 잘 걸리는 데다가 이관이 아직 짧고 넓어 구조적으로 코와 목의 분비물이 중이로 쉽게 넘어가기 때문입니다.

중이염 환자의 대부분을 차지하는 급성 중이염의 가장 특징적인 증상은 고열과 귀의 통증, 난청을 꼽을 수 있습니다. 말로 자신의 의사를 표현하지 못하는 유아들은 심하게 울거나 귀를 잡아당김으로써 아픔을 표시하기도 하지요. 이런 급성 중이염을 방치하거나 치료를 불완전하게 하면, 기능이 떨어진 이관 때문에 고름과 점액이 중이 내에 고이는 삼출성 중이염으로 발전될 가능성이 있습니다.

급성 중이염 없이 일반적 이관 기능의 장애로도 생길 수 있는 삼출성 중이염은 심한 통증을 일으키지 않으므로 세심한 주의를 기울이지 않으면 발견이 늦어지기도 합니다. 그러나 한창 말을 배울 시기에 이것을 그대로 두면 난청으로 인해 언어발달이 지연되는 결과까지 초래할 수 있으므로 반드시 치료가 필요합니다. 아이가 TV의 볼륨을 너무 높게 하고 시청한다든지, 불러도 반응을 잘 보이지 않는다면 혹시 난청이 있는 것은 아닌지 한 번쯤 의심해볼 필요가 있겠습니다.

이렇게 살펴본 바와 같이 중이염의 가장 흔한 원인이 되는 것은 감기라고 할 수 있습니다. 다만 물놀이 후에 감기 증상 없이 중이염에 걸린 환자들은 아마도 수영 미숙으로 입과 코를 통해 오염된 물을 마셨을 가능성이 높습니다. 귓구멍으로 들어간 물이 중이염을 일으키지는 않는 것입니다.

Point

중이염의 가장 흔한 원인이 되는 것은 감기입니다. 물놀이 후에 감기 증상 없이 중이염에 걸린 환자들은 아마도 입과 코를 통해 오염된 물을 마셨을 가능성이 높으며, 귓구멍으로 들어간 물이 중이염을 일으키지는 않습니다.

그리고 수영장 같은 곳에 다녀와서 가장 흔하게 앓게 되는 귓병은 중이염보다는 오히려 외이도염입니다. 그렇다고 물이 들어간 것 자체가 외이도염의 원인이 된다는 뜻은 아닙니다. 문제는, 그리 깨끗하지 않은 물이 귀에 들어간 상태에서 물기를 없애거나 귀지를 파내겠다고 귓속 피부를 자극하기 때문에 생깁니다.

물이나 물에 불은 귀지로 인해 귀가 멍멍하고 답답한 느낌이 들더라도 귀를 기울여 물이 흘러나오도록 한 다음 자연적으로 마를 때까지 기다리는 것이 상책입니다. 귀지 역시 마찬가지입니다. 간혹 병적으로 귀지가 많은 사람이 있긴 합니다만, 귀지는 조금씩 저절로 빠져나오는 데다가, 귓속 솜털과 함께 이물질로부터 귀를 보호하는 역할을 하므로 그대로 두는 것이 낫습니다.

정상적인 귀에는 물이 들어가도 아무 문제가 일어나지 않으므로 안심해도 좋습니다. 만일 이전에 걸렸던 중이염을 제대로 치료하지 않아 고막에 구멍이 난 상태라면 예외지만, 튼튼한 고막은 물이 중이까지 들어가지 않도록 막아줍니다. 그러므로 중이염을 예방한다고 수영장에 가지 않거나 하는 것보다는 감기에 걸리지 않도록 조심하는 것이 더욱 효과적인 예방책이라고 하겠습니다.

양약 오래 먹으면
위 상한다?

분명 약을 먹어야 하는 상황에서 의사가 처방해준 약인데도 위장에 부담을 준다는 이유로 복용을 꺼리는 사람들이 있습니다. 약이라는 것이 원래 굉장히 쓰고, 그래서 몸에 이롭고 해롭고를 떠나 왠지 독하다는 생각이 들기 때문에 약을 흡수해야 하는 위장에도 좋은 영향을 끼칠 리 없다고 여기는 것입니다. 이런 생각은 자연 상태의 재료를 이용하는 한약에 비해 양약쪽이 훨씬 더합니다. 양약은 위를 손상시킨다, 이것은 사람들이 양약에 대해 갖고 있는 대표적인 편견이기도 합니다.

이런 문제는 우리가 만만히 생각해서는 안 되는 것입니다. 기껏 다른 질환을 고치고 나니 이번엔 위가 망가져 있다면 얼마나 암담한 일이겠습니까. 실제로 양약 가운데는 흡수되는 과정에서 위장에 다소 부담을 주기 때문에 각별히 사용에 주의해야 할 것들이 있긴 합니다.

예를 들면, 우리가 흔히 복용하는 약물 중 해열진통제로 쓰이는 아스피린은 위장출혈을 일으킬 수 있고, 팔다리가 아플 때 이용하는 소염제 또한 위장장애를 유발할 수 있습니다. 특히 각종 피부질환에 흔히 처방되는 스테로이드는 오랫동안 복용할 경우 위장장애뿐만 아니라 얼굴이 달덩이처럼 부어오르는 쿠싱증후군을 일으킬 가능성도 있습니다.

그럼에도 불구하고 일반인들의 짐작과는 달리 양약은 소화제, 제산제, 고혈압약, 당뇨병약 등 위장에 별다른 무리를 주지 않는 약들이 훨씬 많습니다. 고혈압이나 당뇨병 등을 앓는 환자라면 증세가 호전되더라도 병을 관리하는 차원에서 거의 평생 동안을 복용해야 하는데, 이런 약들조차 장기복용으로 인한 위장장애는 별로 걱정할 바가 없습니다.

양약이 위를 망가뜨린다는 오해와 비슷한 얘기로, 빈속에 양약을 먹는 것이 상당히 좋지 않다는 인식 또한 널리 퍼져 있는 듯합니다. 수많은 사람들이 양약에 대해 이런 편견을 갖게 된 데는, 대부분의 약을 처방받을 때 식후 30분에 복용하라는 말을 듣는 것도 한몫하지 않았을까 싶습니다. '약이 독해서 위가 상할까봐 빈속에 먹지 말라고 하는 소리구나'라고 나름대로 해석해버리는 것입니다. 식후 30분 복용의 의미는 과연 그런 것일까요?

대개의 약물은 체내에 일정한 농도가 유지되어야 기대하는 치료 효과를 나타낼 수 있으므로 일정한 시간마다 약을 복용해야 합니다. 그런데 정해진 시간에 잊지 않고 약을 먹는 것이 생각보다 쉽지 않고, 그래서 궁리해낸 것이 바로 식후 30분 복용법입니다. 식사를 하는 동안 약을 복용해야 한다는 사실을 떠올리게 되고, 식사를 한 지 30분이 지나면 이를 다시 잊어버릴 가능성이 다분하기 때문에 이런 방법을 쓰는 것입니다.

하지만 이 복용법이 꼭 바람직하다고는 할 수 없습니다. 식후 30분에 잊지 않고 약을 챙겨 먹는다고 해도 하루 24시간을 정확히 3등분해서 복용하는 것과는 거리가 있으며, 어떤 약은 오히려 공복에 복용할 때에만 제대로 효과를 나타내기 때문입니다.

그러므로 특별히 의사나 약사의 주의가 없는 이상 식사를 거른 상태라도 약은 제 때에 복용하는 것이 좋습니다. 식사를 제대로 할 수 없어 일부러 속을 채운다고 주스나 우유 같은 것을 먹고 약을 먹으면 본래의 적절한 약효를 기대하기 힘듭니다.

약을 복용할 때 한 가지 주의할 점은 물을 너무 적게 마시지 않도록 해야 한다는 것입니다. 캅셀제의 경우 젤라틴이 식도나 위장의 점막에 달라붙어 염증과 궤양을 일으킬 수 있고, 과립제는 위장에서 녹지 않고 소장에서 녹도록 제조된 약도 있으므로 소장에서 효과를 충분히 발휘하도록 하려면 한 컵 정도의 물을 충분히 마셔주어야 합니다.

어떤 약이든 남용과 오용은 금물이지만, 그렇다고 잘못된 선입견 때문에 필요한 복용을 망설이거나 몸에 좋지 않을 거라는 꺼림칙한 마음으로 삼킬 필요는 없습니다. 거의 모든 양약 성분은 이미 부작용에 대한 내용들이 밝혀져 투약시에 그런 부작용을 최소화하기 위한 지침이 마련돼 있으므로 의사와 약사의 처방을 믿고 충실히 따라도 좋습니다.

감기 걸리면 감기약?

감기는 누구나 일 년에도 몇 번씩 경험하는 흔한 질환이지만 감기를 다스리는 방법은 제각기 다릅니다. 어떤 병원에선 주사까지 맞았는데 감기가 영 떨어지지 않더니 어떤 약국에서 약을 사 먹고 금새 감기가 나았다는 식으로 '유용한 정보'를 알려주는 사람이 있는가 하면 감기는 약을 먹으면 7일 후에 낫고, 안 먹으면 일주일 만에 낫는다는 말이 있듯 그저 저절로 나아지길 기다리는 게 상책이라고 주장하는 사람이 있습니다.

감기에 약이 소용이 있는가 없는가를 판단하려면 우선 감기를 일으키는 원인이 무엇인지를 생각해볼 필요가 있습니다. 감기를 일으키는 직접적인 원인은 리노 바이러스, 코로나 바이러스 등 각종 감기 바이러스로, 이들을 없앨 수 있는 약은 아직 세상에 개발되지 않았습니다. 원인을 근본적으로 뿌리뽑을 수 있는 약이 없으므로 감기약, 더군다나 잘 듣는 감기약 따위는 있을 수 없는 것입니다.

그럼 의사가 처방해주는 약이나 약국에서 감기약이라고 이름 붙여 판매되는 약은 무엇인가 하는 의문이 듭니다. 이것들은 감기의 원인을 제거해 치료하는 약이 아니라 단지 감기의 여러 증세들을 일시적으로 완화시켜주는 약일 뿐입니다. 약을 먹으나 안 먹으나 어차피 사람에 따라 낫는 시기는 마찬가지지만 감기를 앓는 동안 활동에 큰 지장을 주지 않을 만큼 견딜 수 있게 해주는 것입니다.

때때로 감기 기운이 있다며 앞으로 생길 모든 증상을 미리 예방하겠다고 일부러 종합감기약을 사 먹는 사람을 보게 되는데, 감기란 약으로 다스려지는 것이 아니므로 이 역시 전혀 소용이 없는 행동입니다. 또한 종합감기약의 성분을 살펴보면 해열제, 항히스타민제, 진해거담제, 진통제 등 여러 감기 증세에 쓰이는 거의 모든 약이 들어가 있는데, 콧물 등 특정 증상만 나타난다면 그 증세에 맞는 약만 복용하는 것이 바람직합니다. 하지만 이 역시도 중요한 일 때문에 굳이 약에 의존해야만 하는 경우로 한정하는 것이 좋겠습니다.

일부 환자들은 먹는 감기약보다 주사제를 선호하지만 흡수만 빠를 뿐 효과가 내복약보다 높은 것은 아닙니다. 그리고 주사제를 쓸 때는 항생제가 투여되는 경우가 많지만 감기를 대단히 심하게 앓아 중이염 등 합병증이 생긴 때를 제외하고는, 세균을 죽이는 항생제는 감기의 어떤 증상에도 쓸모가 없습니다. 오히려 감기는 낫지도 않고 약물에 대한 내성만 키울 수 있으므로 주사제는 환자가 나서서 요구할 성질의 것이 아닙니다.

며칠만이라도 충분한 휴식을 취하고 영양식을 섭취해준다면 감기는 어느새 떨어지고 말 것입니다. 단, 감기 증세가 2주 이상 지속된다면 합병증이나 다른 병의 유무를 판단하기 위해 의사의 진찰을 받아야 합니다.

한약은 부작용이 없다?

한약은 비싸긴 해도 양약에 비해 대단히 안전하며 그래서 사정이 허락한다면 양약보다 한약을 먹겠다는 사람들을 주위에서 심심찮게 접하게 됩니다. 특히 말기 암환자나 당뇨환자, 간 질환자 등 지금의 양방 수준으로는 완치가 어려운 병을 앓는 환자들이 한약이나 고가의 특이 생약에 의존하여 정력과 돈을 쏟아붓는 안타까운 모습을 찾아볼 수 있습니다. 어차피 양약으로 치료가 힘들다면 한약은 별 부작용이 없으니까 한약을 먹으면서 기대를 걸어보겠다는 식입니다.

특별히 아픈 곳은 없지만 보약이라는 개념으로 한약을 찾는 사람들도 많습니다. 식당에서도 메뉴명 앞에 '한방'이라는 한마디만 더 들어가 있으면 사람들은 그 내용물이 무엇인가에 상관없이 무조건 호감을 보이는 경향이 있습니다. 이는 은연중에 한약은 아무 때나 아무렇게 먹어도 전혀 해가 없고 그저 몸에 좋기만 한 것이라고 믿고 있기 때문이 아닌가 싶습니다. 그런데 약이라고 이름 붙여진 이상 절대적으로 안전한 약이 있을 수 있을까요?

산삼과 인삼, 녹용은 보약의 대명사로 불리며 가격도 상당히 비싸지만 누구에게나 좋은 효과를 보장하지는 않습니다. 제 때에 밥만 잘 챙겨먹어도 아픈 곳 없이 건강한 사람이 오히려 산삼을 먹고 체질에 맞지 않아 고생할 수도 있는 것입니다. 설령 이런 것들이 몸에 맞는 사람이라고 하더라도 너무 자주 먹으면 건강을 해치게 됩니다.

양약이 특수 성분만을 추출하고 합성시켜 만들어낸 약인 데 비해 한약은 옛날부터 치료에 써온 자연상태의 동식물 재료를 이용한다는 데서 양약은 부작용이 많고 한약은 그렇지 않다고 생각하는 듯하지만, 양약도 기본적으로는 자연산에서 특정 성분만을 추출해낸 것입니다. 양약 성분의 순수성은 오히려 한약보다 높다고 볼 수 있으므로 안전하며, 용법을 어기지 않는 이상 양약이라고 해서 부작용이 더 많다고 볼 수는 없습니다.

양약과 마찬가지로 한약 역시 환자의 증세에 따라 금기해야 할 약들이 있습니다. 한약은 한 가지 약재로 처방하기보다 여러 가지 약재를 섞어 만드는 경우가 절대적으로 많은데, 이런 경우 간 기능이 원활하지 않은 사람은 각종 성분을 대사해내느라 간에 더욱 무리가 갈 수 있습니다. 보약이라고 하더라도 마찬가지입니다. 또한 부자, 초오 등의 약재는 자체에 독성이 있어 세심한 주의가 필요한 것으로 알려져 있습니다.

어떤 종류의 약이든 부작용의 가능성은 존재한다고 봐야 합니다. 예를 들어 아토피 환자의 경우 양방에서 스테로이드를 잘못 써서 증세를 악화시키는 사례가 있듯 한약을 먹고 알레르기를 일으켜 심한 두드러기가 나타나는 부작용을 보이기도 합니다. 처방이 잘 되고 못되고를 떠나서 나빠진 환경 탓에 한약재료 자체가 농약

Point

한약도 환자의 증세에 따라 금기해야 할 약은 조금씩 다르며 어떤 종류의 약이든 부작용의 가능성은 존재합니다. 처방에 관계없이 나빠진 환경 탓에 약재가 농약이나 중금속 등에 오염되어 부작용이 생기는 사례도 있습니다.

이나 중금속 등에 오염되어 부작용이 생기는 사례도 종종 보고되고 있습니다.

약이라기보다는 건강식품 정도로 인식하고 있는 생약도 마찬가지입니다. 서구에서 항우울제로 널리 이용되는 '사도요한 풀'은 이를 복용한 뒤 햇빛에 노출되면 백내장이 생길 가능성이 있습니다. 또한 수술하기 전에 먹은 인삼, 은행 같은 생약이 수술시 심장 혈관기능과 마취에 악영향을 미칠 수 있다는 문제도 제기된 바 있습니다.

현대의 한방은 과학적인 이론들을 접목시키면서 커다란 발전을 이루고 있습니다. 여러 제약사들은 전통적인 한방재료를 이용해 장기간 복용이 가능하고 부작용이 적은 의약품을 개발하는 데 힘쓰고 있기도 합니다.

분명한 것은 한약이든 양약이든 모든 약은 잘못 쓰면 안 쓰느니만 못하다는 사실입니다. 무엇보다 정확한 용량과 용법을 지켜 부작용을 최소화시키도록 노력해야 하겠습니다.

5

어른들이 꼭 알아야 할 것들

성(性)이야말로 건강의 상징입니다. 건강을 지킨다는 측면에서, 어른들이라면 반드시 알고 있어야 할 건강 상식들이 있습니다.

최음제는 섹스를
황홀하게 해준다?

　　모 여성 탤런트가 마약 복용 혐의로 구속되면서, '마약이 아니라 최음제인 줄 알았다'고 말한 것이 계기가 되어 한때 최음제란 단어에 많은 사람들의 관심이 몰린 바 있습니다.

　　이미 자손을 많이 번식시켜야겠다는 본능적 개념은 원시인에게나 통하는 이야기가 되었고, 섹스보다 더 자극적이고 흥미로운 다양한 오락거리가 많이 생겼음에도 불구하고 여전히 섹스 능력을 강제적으로 올려주고 보다 강한 쾌락을 느끼게 해 줄 것을 찾아 헤매는 사람들은 많이 있는 것 같습니다. 그러나, 이른바 최음제라는 것이 과연 효과가 있을까요? 불법적인 것과 합법적인 것을 통틀어 대표적인 최음제들에 대한 의학적인 결론을 밝히자면 다음과 같습니다.

　　1) 술

　　술을 마시면 성적인 자극이 증대되는 것으로 잘못 알고 있는 사람이 적지 않지만, 실제 알코올 작용은 성적 흥분을 북돋우거나 혹은 정력을 보조해주는 데 있지 않습니다. 알코올 성분이 뇌신경에 작용하여 이성을 무디게 함으로써 성에 대한 억제력을 다소 누그러뜨리는 것은 분명합니다. 그러나 술을 마신 후 섹스를 하게 되면 심장을 비롯한 신체적인 무리가 따르므로 건강에도 좋지 않을뿐더러 숨이 차는 등 쾌감을 느끼는 데에도 오히려 악영향을 끼치게 됩니다.

2) 코카인

성욕 자극제로 흔히 이용하기도 하는 마약의 일종으로, 중추신경계를 자극하여 체내 에너지의 일시적인 폭발과 자신감을 유발하는 약물입니다. 그러나 이 코카인은 발기부전 등을 유발하며 장기간 고농도로 이용하게 되면 돌이킬 수 없는 성불능 상태가 될 수도 있습니다. 한마디로 최음제가 아닌 성기능 장애 물질인 것입니다.

3) 메스암페타민

흔히 '히로뽕'이라고도 부르는 이 마약은 적은 양을 복용하면 피로감을 잊게 하고 자신감을 느끼게 함으로써 어느 정도는 성적인 반응도 증진시킵니다. 그러나 중독으로 이어지면 섹스보다는 마약 자체에 사로잡히게 되고, 신체적으로도 성 기능이 감소하여 많은 부작용이 일어납니다.

4) 마리화나

네덜란드 같은 곳에서는 합법화된 마약인 마리화나는 일반적으로 성감을 고조시키는 물질이라고 알려져 있지만 실제로는 성욕이나 오르가슴의 강도를 오히려 떨어뜨리는 기능을 가지고 있습니다. 특히 마리화나 흡연자의

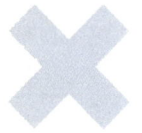

성기능을 관찰하면 여성들은 질액 분비의 저하로 성교시 통증을 느끼고, 장기 흡연시 월경 이상 및 호르몬 분비의 이상을 보이며, 남성들은 발기부전, 정자 감소 등의 악영향을 볼 수 있습니다.

5) 요힘빈

요힘빈은 아프리카에 자생하는 요힘브라는 나무의 속껍질로 만든 가루로, 쥐(수컷)를 대상으로 한 실험에서는 강한 성적 흥분을 유발시키는 결과가 나와 있습니다. 하지만 사람을 대상으로 한 실험에는 별다른 효과가 없는 것으로 밝혀진 바 있습니다.

6) 옥시토신

뇌하수체의 호르몬으로, 코로 흡입했을 때 일단 강한 성욕을 유발하는 물질로 알려져 있습니다. 그러나 아직 그 정확한 효과나 후유증에 대해서는 명확한 임상 결과가 없는 상태이므로 사용 또한 위험하다고 보아야 합니다.

7) 비아그라

비아그라는 발기나 발기지속, 오르가슴의 증진 등 섹스의 질적 향상을 위해 개발된 약의 대명사입니다.

발기부전으로 어려움을 겪고 있는 남성들에게는 큰 도움을 주는 것이 분명하지만, 제한된 범위에서 약효를 발휘하는 전문 약품이므로 정력제나 최음제로 여겨서는 곤란합니다. 또한 약인 만큼 부작용도 있어서 일시적 두통 · 안면 홍조 · 시각장애 · 소화장애 · 울렁거림 · 코막힘 등의 증상이 나타날 수 있으며 심장질환을 가진 사람이 복용할 경우 사망할 수도 있으므로 주의해야 합니다.

몽정을 하지 않는 것도
건강 이상?

몽정은 사정의 한 종류로, 수면 중에 무의식적으로 정액을 배출하는 것을 말합니다. 정액의 배출이므로, 당연히 남자들만의 경험인데, 처음 시작은 보통 12~14세 사이에 하게 됩니다.

자고 일어났는데, 느닷없이 팬티가 '이상한 것'으로 젖어 있어서 식구들에게 들킬세라 전전긍긍한 경험은 지금 어른이 된 사람은 누구나 한 번쯤은 겪었을 것입니다. 이러한 몽정은 사춘기 때까지만 겪는 사람도 있고, 성인이 되어서까지 주기적으로 하는 경우도 있습니다.

몽정을 하는 원인에는 여러 가지가 있는 것으로 알려져 있지만, 성적인 욕구(사정 욕구)를 충분히 해소하지 못한 상태에서 성에 관한 꿈을 꾸면서 하는 경우가 대부분이라고 할 수 있습니다. 성에 관한 꿈을 꾸고 있을 때에는 성기에 별다른 자극이 주어지지 않아도 발기가 되고, 이어 사정하면서 오르가슴도 느끼게 됩니다. 그리고 이런 때의 쾌감과 사정감으로 인해 보통은 잠에서 깨어나게 됩니다.

그렇지만 어떤 경우에는 꿈을 꾼 기억도 없고, 쾌감을 느낀 기억도 전혀 나지 않을 때도 있습니다. 그저 몽정을 한 증거로, 자기도 모르게 정액이 흘러나와 팬티가 축축하게 젖어 있다는 것만 남아 있을 뿐인 몽정 역시 정상적이라 할 수 있습니다. 몽정은 건강한 남성이라면 당연하고도 정상적인 생리 현상으로, 건강상 아무 해도 없고 죄악감이나 불안감 따위로 고민하지 않아도 됨은 이제 누구나 아는 당연한 사실이 되었습니다.

요즘의 문제는 오히려 이렇게 당연한 생리현상인 몽정에 대해, '난 몽정을 하지 않는다, 한 번도 한 적이 없다'고 걱정하는 사람이 늘어나는 데 있다고 하겠습니다. 물론 결혼을 하여 주기적인 성생활을 하는 사람이 몽정을 하지 않는다고 해서 자신의 건강을 의심하는 일은 드물지만, 몽정한 얘기를 서로 주고받는 10대들 중에는 다른 친구들과는 달리 몽정을 하지 않는 자신이 건강이나 성적인 능력에 문제가 있는 것이 아닌가 하고 남몰래 걱정하는 경우가 있는 것입니다.

그러나 몽정 자체는 하든 안 하든 성적인 능력이나 건강과는 아무 상관이 없습니다. 요즘에는 인터넷 등을 통해 성인(음란) 정보 등이 넘쳐흐르기 때문에 강한 성적 자극을 쉽게 얻을 수 있고, 더구나 혼자서 방을 쓰는 경우도 흔하기 때문에 언제든지 자위행위로 성적인 욕구를 해소할 수 있습니다. 이렇게 자위를 통한 사정으로 성적 욕구를 해소시켜 버리는 경우에는 몽정도 잘 나타나지 않게 됩니다. 때문에 남들처럼 몽정을 하지 않는다고 걱정할 필요는 없지만, 혹시 자위를 통한 사정을 전혀 하지 않으면서 몽정도 하지 않는다는 사람이 있다면 한번쯤 비뇨기과 계통의 진찰을 받아봄도 좋을 것입니다.

Point

몽정을 하지 않는다고 걱정할 필요는 없지만, 혹시 자위를 통한 사정을 전혀 하지 않으면서 몽정도 하지 않는다는 사람이 있다면 한번쯤 비뇨기과 계통의 진찰을 받아봄도 좋을 것입니다.

나이 들면
밤에 서지 않는 게 당연하다?

많은 남성들이 나이를 먹으면 발기가 잘 되지 않는 게 당연하다고 믿는 것 같습니다. 분명 나이가 들면 발기의 횟수나 강도는 줄어듭니다. 하지만 남성의 발기 그 자체는 건강과 밀접한 관계가 있습니다. 때문에 나이 들어 발기가 전혀 없다면 그건 건강 문제이지, 노화 문제가 아닙니다.

발기는 반사성, 심인성 및 수면 중에 나타나는 음경 발기까지 세 가지 형태를 가지고 있습니다.

반사성 음경발기는 생식기의 접촉 자극에 의해 일어나는 것이고, 심인성 음경발기는 시각, 청각, 후각 또는 단순히 공상에 의해 일어납니다. 쉽게 말해 섹시한 여성을 보거나 포르노 비디오를 보았을 때, 또는 단지 성적인 상상만을 했는데도 발기가 되는 경우를 심인성 발기라고 할 수 있습니다. 이러한 반사성, 심인성 발기는 나이를 먹음에 따라 여러 건강상의 원인이나 심리적인 원인 등으로 발기 횟수가 줄어들기 마련입니다. 또 직접적, 심리적인 자극을 받지 않으면 발기도 당연히 일어나지 않습니다.

그러나 밤에 잘 때 일어나는 발기는 좀 다릅니다. 수면 중 발기는 심인성 발기나 반사성 발기와는 전혀 별개로, 섹스를 하기 위해서 발기가 이루어지는 것이 아니라 성기의 보존을 위해 일어나는 현상이기 때문입니다.

인체의 다른 부위들이 그런 것처럼 성기에도 혈관이 분포돼 있고, 혈액을 통해서 산소와 영양분을 공급받게 되어 있습니다. 그런데 발기 상태 – 혈관이 부풀어 충분한 혈액이 공급될 때는 문제가 없지만 보통 상태로 되었을 때는 충분한 혈액 순환이 이루어지지 않는 구조로 되어 있는 것이 성기입니다. 따라서 별다른 성적인 자극을 받지 못하는 상태 – 잠자는 상태에서의 발기가 없다면 성기의 피가 부족해져 조직이 상할 수도 있는 것입니다. 이런 일이 벌어지지 않도록, 정상적인 남성이라면 밤새 5~6회 발기를 하게 되어 있습니다.

물론, 나이가 들면 횟수와 더불어 지속 시간까지 줄어듭니다. 사춘기 때는 발기 시간의 합계가 2시간 반 정도에 이르지만 65세가 되면 한 시간 반으로 줄어드는 것입니다. 이렇게 나이를 먹었더라도, 섹스를 싫어하거나 섹스를 할 기회가 없는 남성이라도, 혹은 심리적인 요인들로 발기부전에 빠진 사람이라도 잠을 잘 때는 잠시라도 발기가 이루어져야 정상입니다.

잠들어 있는 상태이기 때문에 자신이 발기를 했는지 안 했는지 잘 분간할 수 없을 수는 있습니다. 하지만 아무래도 밤에 한 번도 발기를 하지 않는 것 같다면, 나이에 상관없이 의사의 진단을 받아봐야 합니다.

Point

나이를 먹었더라도, 섹스를 싫어하거나 섹스를 할 기회가 없는 남성이라도, 혹은 심리적인 요인들로 발기부전에 빠진 사람이라도 잠을 잘 때는 잠시라도 발기가 이루어져야 정상입니다.

심인성 **발기부전**에는
약이 없다?

섹시한 여성을 봐도 몸에 아무 반응이 없다!

이런 경우처럼 남성을 침울하게 만드는 일도 드물 것입니다. 남성의 성욕과 발기는 의학적으로는 건강의 척도이며, 심리적으로도 매우 중요합니다. 따라서 요즘에는 발기가 잘 이루어지지 않는 현상 – 발기부전에 대한 치료에 많은 관심을 기울이는 사람들이 많아졌습니다.

예전처럼 지렁이와 뱀, 개구리까지 잡아먹는 무식한 행위를 뛰어넘어 의학의 도움을 청하는 현명한 사람들이 늘고 있다는 이야기입니다.

그럼에도 불구하고, 심리적인 요인에 의한 발기부전, 즉 심인성 발기부전에 대해서는 병원에서 치료해 주는 것이 아니라 자기 스스로 성욕을 불러일으켜야 된다고 믿는 사람이 아직도 있는 것 같습니다. 색다르고 강력한 성적 자극이 필요한 것이지 의사의 치료가 필요한 게 아니라고 믿고, 원조교제처럼 위험하며 비도덕적인 성적 자극에 매달리려는 경우까지 종종 보게 됩니다. 실제로 심인성 발기부전은 몸뿐만이 아니라 마음까지 아울러 진단해야 하기 때문에 치료가 그만큼 어렵습니다. 그러나 치료가 불가능하다는 뜻은 결코 아닙니다.

애초에 몸이 건강하면 마음도 건강해지기 마련입니다. 마음을 치료하려면 몸의 치료가 병행되어야 합니다. 따라서 심인성 발기부전 치료를 시작하기에 앞서 의사는 일단 고혈압·당뇨·흡연·과음·비만 등 신체적으로 발기에 악영향을 주는 원인들을 제거하거나 줄이라고 조언하게 됩니다. 이어 심리적 스트레스의 원인을 찾아 그것을 줄이기 위한 정신치료법이 시행되며, 덧붙여 약물치료법도 시도합니다. 그 중 대표적인 것은 발기를 이끌어내는 약물의 이용입니다. 여기에 쓰이는 약물은 정력제 따위가 아니라 부작용이 없고 안전성이 확인된 일종의 혈관확장제로서, 음경해면체에 주사하면 10분 안에 단단하게 발기됩니다. 발기 지속시간도 한 시간 가까이 되기 때문에 심인성 발기부전을 지닌 사람이라고 해도 충분히 성을 즐길 수 있게 됩니다. 단점이라면 자신이 직접 주사를 해야 한다는 것인데, 이러한 단점을 보완하기 위해 요즘에는 '페니 파워'라는, 일종의 자동주사기를 많이 사용합니다. 겉모습이 만년필 모양으로 만들어져 있어서 보기에도 일반 주사기처럼 위협적이지 않으면서, 사용도 간단하여 그냥 성기에 기구를 대고 단추만 누르면 별 통증 없이 약물이 주입됩니다.

이러한 약물 처방은 자신이 필요할 때 발기를 일으켜 성생활을 즐기게 해줄 뿐 아니라, 발기가 되지 않을까, 조루 현상을 일으키지 않을까 하는 걱정을 조금도 할 필요가 없기 때문에 심리적인 부담을 크게 덜어줍니다. 이렇게 건강 관리와 심리적 부담이 적은 상태에서 성을 즐기는 처방에 따르다 보면 결과적으로는 심인성 발기부전도 치료가 되는 것입니다.

Point

심인성 발기부전은 사람의 몸뿐만이 아니라 마음까지 아울러 진단해야 하기 때문에 진단과 치료가 그만큼 어렵습니다. 그러나 치료가 불가능하다는 뜻은 결코 아닙니다.

너무 **밝히면** 단명한다?

나이를 먹어서도 섹스를 즐기는 남성들이 있습니다. 그들이 부럽기도 하지만 한편으로는 섹스로 정력을 낭비하면 체력 소모, 수명 단축으로 이어지지 않을까 하는 걱정을 품기도 합니다.

이는 남성의 섹스는 즉 사정 – 정액의 소비를 의미하고, 정액은 인간의 '엑기스'이므로 빠져나간 만큼 생명력이 줄어든다는 도교(道敎)적 건강관 탓입니다. 실제로 도교의 영향을 많이 받은 허준은 그의 책 동의보감에서 다음과 같이 강조하기도 했습니다.

"양생(養生)의 도(道)는 정액을 보배로 삼는다. 이 중요한 보배를 고이고이 간직하라. 여자 몸에 들어가면 아이가 태어나고, 제 몸에 간직하면 자기 몸을 기른다. 아이를 밸 때 쓰는 것도 권할 일이 아닐진대 아까운 이 보배를 헛되이 버릴 수 있는가. 없어지고 손상함을 자주자주 깨닫지 아니하면 몸 약하고 쉬이 늙어 목숨이 줄어들게 되리라."

그러나 실제로는 그 반대입니다. 섹스의 횟수와 수명은 정비례한다 – 섹스를 많이 할수록 오래 산다는 것이 현대 의학의 견해입니다. 이는 '섹스를 즐길 체력이 있다는 것은 건강하다는 거고, 건강하면 오래 사는 게 당연하다'는 정도의 상식론이 아니라, 실제로 영국에서 10년간에 걸친 추적 조사를 통해 밝혀진 사실입니다.

의학전문지에 발표된 바 있는 이 실험은 45세에서 49세까지의 남성을 대상으로 했는데, 주 2회 이상의 섹스를 하는 남성에 비해 월 1회도 하지 않는 남성 쪽의 사망률이 약 두 배나 된다는 결과가 나온 바 있습니다.

섹스란 성욕이 있으니까 하는 행동이고, 성욕을 느낀다는 것은 적어도 당뇨병처럼 성욕에 지장을 주는 병이 없음을 의미합니다. 그런 만큼 정신 건강면에서도 밝고 안정적이라고 볼 수 있습니다. 반면에, 한 달에 한 번도 섹스를 즐기지 못하는 사람은 건강에 이상이 있거나, 일이나 가정, 혹은 개인적으로 무언가 문젯거리가 있어서 성욕을 느끼지 못할 가능성이 높습니다. 그러한 환경이라면 자연히 스트레스도 많기 마련이고, 스트레스가 다시 건강에 악영향을 미치는 악순환이 이루어질 가능성이 높습니다. 건강에 자신도 없고, 스트레스를 많이 받고 있다면 장수와 거리가 멀어지는 게 당연합니다.

물론, 고혈압 등과 같이 갑작스러운 운동을 피해야 할 사람이 무리하게 섹스를 하려든다거나, 혹은 근거도 없는 정력제 따위의 약물에 의지하여 섹스에 매달리는 경우는 오히려 건강에 치명타를 가할 수도 있음을 기억해야 할 것입니다.

유태인의 격언에 '섹스는 강에 비유할 수 있다. 너무 세차면 범람하고, 생명을 파괴한다. 알맞은 양이면 생명을 풍요롭게 한다'는 말이 있는데, 참으로 적합한 비유라 하겠습니다.

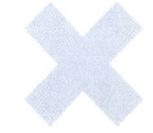

성병,
이젠 별 거 아니다?

완고한 윤리주의자들이 '하늘이 내린 벌'이라고 부르는 병이 있습니다. 에이즈가 그것입니다.

사실 난치병, 불치병은 에이즈뿐만이 아닙니다. 암을 비롯하여, 더 고통스럽고, 더 고치기 어려운 병이 얼마든지 있습니다. 그럼에도 불구하고 에이즈가 인류 최대의 공포의 병으로 불리는 이유는, 그 병이 치명적인 데다가 전염병이라는 점 때문일 것입니다.

사실 '천벌'로 불렸던 병은 그 전에도 있었습니다. 페스트가 그랬고, 매독도 한때 '문란한 인류를 다스리기 위한 하느님의 벌'로 여겨졌던 적이 있습니다. 그 중 페스트는 이제 거의 없어진 것이나 다를 바 없지만, 매독이나 임질은 성병의 대명사로 여전히 인류를 괴롭히고 있습니다.

그런데 성병에 대한 사람들의 경각심은 예전만 못한 듯합니다. 콘돔을 널리 쓰고 있고, 개인 위생도 철저해졌기 때문에 성병 전염 자체가 많이 줄었고, 의술이 발전한 덕분에 혹시 성병에 걸리더라도 간단하게 주사 한 방으로 나을 수 있다고 믿는 것 같습니다.

그러나 성병은 결코 우습게 볼 병이 아닙니다. 우선 성병에 감염되는 환자 수만 봐도, 줄기는커녕 오히려 크게 늘고 있습니다.

건강보험공단의 발표에 따르면, 2001년 매독·임균감염(임질)·클라미디아균 감염 등 각종 성병에 걸려 치료를 받은 적이 있는 사람은 모두 36만 8천 4백여명으로 전년에 비해 약 36%나 늘었다고 합니다. 산모로부터 감염되는 선천성 매독이 오히려 준 상황에서 이러한 성병의 급증은 성관계에 의한 것이라고 볼 수밖에 없습니다.

특히 임질은 2000년에 비해 무려 75%나 증가했는데, 이는 기존의 약물 치료가 잘 통하지 않는, 항생제에 단련이 된 변종 임질균이 확산되고 있기 때문으로 파악됩니다. 이른바 '슈퍼 임질', '신형 임질'이 그것으로, 성병 치료에 사용되는 퀴놀린 계열 항생제에 저항성이 있는 변종 임질균 감염자의 비중이 매년 크게 늘고 있는 것입니다. 치료도 쉽지 않고, 치료가 쉽지 않은 만큼 전염이 확산되는 기간도 길기 때문에 감염자는 앞으로도 계속 늘어날 전망입니다.

적절한 치료만 받는다면, 성병 그 자체는 에이즈나 암처럼 생명을 위협하는 질병이 아님은 분명합니다. 그렇지만 그 전염과 감염에 따른 증상과 합병증을 생각하면 성병은 결코 가볍게 대해서는 안 될 병입니다.

성병에 대한 대비책은 누구나 알고 있을 것입니다. 무분별한 성행위를 삼가고, 섹스시에는 콘돔을 사용할 것. 그리고 성병이 의심되면 지체없이 병원에 가 진단과 치료를 받을 것. 이같은 간단한 규칙이 건강을 지켜주는 방패가 되는 것입니다.

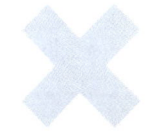

Point

임질은 2000년에 비해 무려 75%나 증가했는데, 이는 기존의 약물 치료가 잘 통하지 않는, 항생제에 단련이 된 변종의 임질균이 나타나 확산되고 있기 때문입니다.

자전거가
발기부전을 일으킨다?

운동 부족으로 갖가지 병에 시달리는 현대인들에게 자전거 운동이 좋다는 것은 두말 할 나위 없는 사실입니다. 특히 자전거 운동은 관절에 부담을 주지 않는 유산소 운동으로서 살빼기와 심폐 기능 강화에 좋습니다. 더구나 바람을 가르고 싱싱 달리는 자전거 타기는 레저로서도 안성맞춤이어서 정신적인 면에서도 매우 유익한 운동입니다.

이렇게 좋은 자전거 운동이 과연 발기부전 같은 병의 원인이 된다는 말이 있는데 과연 사실일까요? 이러한 의문의 시작은 불편한 자전거 안장에 오래 앉아 있다가 내려서면 사타구니가 뻐근하다는, 아주 단순한 느낌에서 비롯되었다고 할 수 있습니다. 그래서 과학적으로 입증된 자전거 운동의 이점들에 반해 자전거와 발기부전의 관계는 '무식한 의심' 취급을 받아왔습니다.

그러나 최근 그러한 '무식한 의심'이 의학적으로 타당하다는 결과들이 나오고 있습니다. 발기부전 증세가 있으면서 오랫동안 자전거를 타온 남성 15명의 성기 조직의 혈액 흐름을 측정한 결과를 연구한 미국 의학자들이 있는 것입니다.

발기란 음경 조직에 피가 흘러 들어가 일어나는 것으로, 성기는 이런 피의 유입에 의해 발기 확장됩니다. 미국의 연구에서는 조사 대상이 된 남성들의 혈액 흐름을 증가시키기 위해 '프로스타글란딘(prostaglandin)'이라는 약물을 주입한 뒤 이들의 음경 혈류(血流)를 측정했는데, 그 결과 좁고 받침이 없는 자전거 안장을 이용하는 남성에게서 성기 동맥의 혈류가 크게 감소한 것으로 드러났던 것입니다.

한편, 독일 과학자들도 자전거와 발기부전이 관련이 있다는 발표를 한 바 있습니다. 이들은 주당 100~400㎞씩 자전거를 타는 자전거 동호회 소속 1,114명 회원들을 조사, 이 결과를 장거리 수영을 즐기는 155명의 사람들과 비교한 결과 자전거 동호회 회원들의 발기부전 비율이 4%인데 비해 수영인들은 2%로 나타났다는 결과를 내 놓았던 것입니다. 이러한 발기부전 문제는 장거리 사이클리스트에게서 더욱 흔히 나타났다고 합니다.

그렇지만 미국과 독일 양쪽의 실험 결과에는 지나쳐버리면 안 될 중요한 사실이 있습니다. 미국의 연구에서는 넓고 받침을 두껍게 한 자전거 안장을 이용한 사람이나 중간 정도 두께의 받침을 깐 자전거 안장을 이용하는 남성에게서는 음경 조직으로 흐르는 피의 흐름이 정상인과 별 차이가 없었다는 보고가 덧붙여 있는 것입니다. 독일의 발표도 상당히 오랫동안 자전거를 타는 사람들을 대상으로 한 연구 결과임을 간과해서는 안 됩니다. 요컨대, 좁고 딱딱한 안장에 앉아 너무 오래 타지 않도록 주의한다면 자전거 운동 자체를 멀리할 이유는 없다고 하겠습니다.

정관수술하면
성욕 감퇴?

본래 섹스의 목적은 종족의 번식에 있습니다. 하지만 현대에 들어 섹스는 쾌락의 도구이며 커뮤니케이션의 방편이 되었다고 함이 옳을 듯합니다. 이러한 섹스 목적의 변화는 인류에게 필연적으로 피임이라는 부담을 안겨주게 되었습니다.

사실 인류의 성적 쾌락 추구는 피임법의 부단한 연구와 함께 해 왔다고 할 수 있습니다. 꾸준한 연구 끝에 프리 섹스의 방아쇠라고 일컬어지는 먹는 피임약을 비롯하여 별의별 다양한 피임법이 개발, 사용되고 있으나 현재 가장 확실하고 안전한 영구피임법을 든다면 정관절제술만 한 것이 없습니다.

흔히 정관수술이라고 부르지만, 수술이라는 말이 무색할 정도여서 국소마취를 하고 약 10여 분이면 간단하게 끝나는 정관절제술은 정자가 생산되어 지나는 정관을 잘라서 정자가 정액에 포함되지 못하게 만듦으로써 임신을 불가능하게 만드는 피임법입니다. 다시 임신을 원하게 되었을 때 쉽게 되돌리기 어렵다는 단점이 있지만 한번 시술하면 99% 이상 임신을 방지할 수 있습니다. 피임에 실패하는 경우도, 대부분은 수술이 끝난 뒤 수술이 성공적인지를 확인하는 절차 – 정자가 정액에 섞여 나오지 않는가를 확인하기도 전에 섹스를 함으로써 발생하는 일로, 수술이 성공적으로 완료된 경우의 피임은 거의 100% 확신해도 좋습니다.

이렇게 효과적인 피임법인데도, 많은 남성들과 커플들은 망설입니다. 행여 수술 후에 성욕이 줄거나 섹스를 즐기는 데 나쁜 영향이 생길지도 모른다는 막연한 두려움 때문입니다. 예전에 우리나라에서 산아제한 운동의 일환으로 남성들에게 정관절제를 무리하게 추천한 데에도 두려움의 원인이 있을지도 모르겠습니다.

그러나 의학적으로 정관절제술과 성욕 · 쾌감은 전혀 무관합니다. 수술 이후에도 섹스를 방해하는 요인은 전혀 없으며, 성적 능력도 이전과 똑같습니다. 남성의 사정도 같으며 정액의 양도 차이가 없습니다. 남성 호르몬의 분비도 변함이 없습니다.

수술에 따른 부작용을 굳이 말하자면, 수술한 자리가 아물기까지 필요한 며칠 동안 불편함을 느낀다는 점과 수술 후에 음낭 내 감염과 출혈이 복합된 부작용이 일어날 수도 있다는 점인데, 부작용이 일어날 확률은 매우 희박하므로 걱정할거리가 못 됩니다.

최근에는 적극적으로 성을 즐기기 위해, 정관절제술과 더불어 성기의 크기를 키우는 음경 확대술을 동시에 시술하는 경우도 있습니다.

Point

수술 이후에도 섹스를 방해하는 요인은 전혀 없으며, 성적 능력도 이전과 똑같습니다. 남성의 사정도 같으며 정액의 양도 차이가 없습니다. 남성 호르몬의 분비도 변함이 없습니다.

자궁암에 걸리면
섹스도 끝장?

　자궁암이란 자궁경부암, 자궁체부암, 자궁육종암 등을 통틀어 이르는 말로, 그 중에서도 자궁경부암은 매년 6,000명 정도의 새로운 환자가 발생할 정도로 발병 빈도가 높아서 우리나라 여성암 중에서는 매우 흔하다고 할 수 있습니다.

　그러나 자궁경부암은 자궁경부세포 진단검사라는 비교적 간단하면서도 뛰어난 진단 방법이 있어서 조기 검진과 이에 따른 치료가 가능한 암의 하나이기도 합니다. 더구나 대부분의 자궁경부암은 갑자기 발생되는 것이 아니라 자궁경부 상피내 종양이라는 암의 전단계에서 자궁경부암으로 장기간에 걸쳐 서서히 진행되므로 조기 진단만 이루어진다면 완치가 가능한 질환입니다.

　그러나 아직도 자궁암에 대한 경각심이 낮은 탓에 자궁을 제거하는 수술을 받아야 하는 경우까지 이르는 때도 적지 않습니다. 그렇게 자궁을 들어내는 수술을 할 수밖에 없었지만, 수술이 성공적으로 끝나 건강을 되찾은 여성들은 또다른 고민에 맞닥뜨리게 됩니다. 자궁이 없어졌으니 불감증이 되지 않을까? 혹은 남성 쪽에서 이상하게 느끼지 않을까 하는 걱정이 그것입니다.

사실 자궁 수술시 제거되는 범위는 자궁 몸체와 자궁 입구입니다. 이에 따라서 임신은 불가능하게 되지만 성생활에 필요한 질(膣) 부위는 그대로 남게 됩니다. 또한 부득이한 이유로 난소까지 함께 들어내는 경우가 아니라면 여성 호르몬의 분비도 달라지지 않으므로 성생활에 영향을 끼칠 이유가 하나도 없습니다.

만약, 난소를 제거하는 경우에도 성생활을 포함한 일상 생활에 불편이 없도록 여성 호르몬 치료가 이루어지는데, 이때에는 오히려 호르몬 치료로 인해 성감이 증가할 수도 있습니다. 실제로 자궁 수술 이후에 성감에 변화가 있었는가를 묻는 설문조사 결과를 보면 수술 전 설명을 충분히 듣고 이해한 여성들의 75%가 성생활에 변화가 없었다고 답한 바 있습니다. 변화가 있었다고 응답한 여성들의 경우에도 배우자의 이해와 자신의 콤플렉스 등만 없었다면 수술 전과 별 다름없는 성생활을 즐길 수 있었으리라 여겨집니다.

여러 측면을 고려하여 서유럽국가에서는 자궁 입구를 남겨두는 방식을 택하기도 합니다. 남성 성기에 의한 압박을 다소나마 느끼는 자궁 입구를 남겨두는 것이 여성의 성감에 도움이 된다는 이유 때문인데, 이보다는 정신적인 안도감에 의한 효과가 더 크다고 보여집니다.

평소에 조금만 조기 검진에 신경을 쓰면 치료가 가능하다는 점과 더불어 만에 하나 수술로 자궁을 잃게 되더라도 임신을 제외한 일상 생활에는 지장을 받지 않는다는 점을 기억하여 치료 시기를 놓치는 일이 없도록 해야겠습니다.

Point

자궁 수술 이후에 성감에 변화가 있었는가를 묻는 설문조사 결과를 보면 수술 전 설명을 충분히 듣고 이해한 여성들의 75%가 성생활에 변화가 없었다고 답한 바 있습니다.

복상사는 남자만?

숙연해질 수밖에 없는 사람의 죽음이지만, 복상사(腹上死)란 단어에서는 누구나 쓴웃음을 짓게 됩니다. 죽음과 함께 섹스라는 이미지가 겹쳐지기 때문일 것입니다. 그런데 이렇게 묘한 단어를 쓰는 것은 우리나라만이 아닙니다. 영어에서는 'sweet death(달콤한 죽음)', 'saddle death(말안장 죽음)' 이라고 하여, 역시 조롱하는 듯한 의미의 단어가 쓰이는 것입니다. 중국에서는 '색풍(色風)' 이라고 하는데, 우리나라보다도 구체적인 표현이 있어서 성교 도중에 급사한 경우는 '올라탄' 상태를 의미하는 '상마풍(上馬風)', 섹스가 끝난 뒤에 죽은 경우는 '내려온' 상태를 의미하는 '하마풍(下馬風)' 이라는 단어를 쓰고 있습니다.

이러한 이미지 때문에 남에게 해를 미치는 행위를 한 것도 아니고 전염병으로 죽은 것도 아님에도 불구하고 복상사가 생기게 되면 고인의 위엄을 위해서나, 때로는 스캔들 예방 차원에서 그 사실은 철저히 숨기는 것이 보통입니다.

굳이 숨기려는 뜻이 없어도, 의학적인 입장에서는 복상사라고 해서 특별히 의미를 두지 않습니다. 더 구체적으로 말하자면, 사망진단서에는 '복상사' 라는 단어가 쓰이는 법이 없습니다. 사망진단서에는 보통 죽음에 이르게 된 원인을 쓰게 되는데, 복상사란 죽음을 당했을 때의 상태를 의미하는 것이지 사망 원인을 뜻하는 말이 아니기 때문입니다.

흔히 복상사라고 하지만 의학적인 입장에서 파악되는 대부분의 원인은 심근경색이나 뇌졸중으로서, 심장이나 뇌의 질환에 의한 것이라고 할 수 있습니다. 심장이나 뇌에 평소에 병을 가지고 있었거나, 어느 부분이 약해져 있는 상태에서 성행위를 함에 따라 급격한 혈압 상승이 생기고 이로 인해 심장마비나 뇌졸중으로 생명을 잃는 지경까지 이르는 것입니다.

일상적인 섹스 자체는 격심한 운동이라고 하기 어렵습니다. 그러나 성행위에 따르는 심리적인 흥분 등은 아무래도 상당한 혈압 변화를 가져옵니다. 평상시에는 60~120 정도의 혈압인 사람을 예로 들자면, 전희 단계에서 벌써 120~130까지 상승하고, 절정 단계에 이르면 최고 150까지 혈압이 올라갑니다. 이 정도의 수치면 고혈압 1기에 해당된다고 볼 수 있는데, 이런 높은 혈압은 당연히 뇌나 심장에 막대한 부담을 줍니다. 여기에 만약 음주 직후의 섹스처럼 바람직하지 않은 환경이나 상황이 겹치게 되면 치명적인 결과를 낳을 수도 있는 것입니다.

복상사는 그 단어에서부터 남성들의 경우만 지칭하는 듯하지만, 여성의 복상사도 없지는 않습니다. 여성 또한 섹스시의 혈압 변화와 그에 따른 심장과 뇌의 부담이 상당히 크기 때문입니다. 다만, 음주나 흡연을 즐기는 사람의 비율이 남성보다는 여성이 낮고, 고혈압 환자도 여성이 적으며, 섹스 행위 자체에서도 남성보다는 수동적인 위치에 있는 경우가 많은 탓에 복상사로 인한 사망자 숫자는 남성보다 훨씬 적은 것으로 파악됩니다.

통계에 따르면, 복상사는 겨울철에 발생빈도가 다소 높아지는 것으로 나타나는데 이는 뇌졸중과 마찬가지로 볼 수 있습니다. 특징적인 것은, 부부나 오래된 연인처럼 안정적인 성관계보다는 불륜 등과 같은 부적절한 관계, 장소도 자신의 집이 아닌 곳에서 섹스를 하는 경우에 복상사를 일으키는 경우가 많은 것으로 알려져 있습니다. 이는 다른 환경과 다른 상대로 인한 자극이 심리적인 흥분을 불러일으켜 고혈압 상태에 쉽게 빠지기 때문으로 보입니다.

반드시 복상사라는 죽음의 단계까지 이르지 않더라도 고혈압으로 인한 합병증은 무섭습니다. 평소에 혈압이 높은 사람이라면 남녀를 불문하고 성관계시에 무리하지 않도록 주의를 기울여야 하며, 특히 비아그라처럼 혈압 등에 영향을 미치는 약을 복용할 때에는 반드시 의사의 진단과 처방에 따라야 함을 잊으면 안 될 것입니다.

찬물로 정력 강화?

정력이 좋아진다고 하면 뭐든지 먹고, 뭐든지 가리지 않고 해 보는 사람들이 있습니다. 그런 사람들의 심리를 이용한 자칭 '섹스 전문가' 들도 종종 나타나는데, 그런 자칭 전문가들이 권하는 정력강화법 중 하나로, 남성 성기에 차가운 물을 집중적으로 뿌리라는 것이 있습니다. 샤워기를 이용해서 여름이든 겨울이든 사시사철 차가운 물줄기를 뿜어주면 정력이 강해지고 성기 자체도 커진다는 주장입니다.

금냉법(金冷法)이라는 일본식 명칭으로도 불리는 이 정력강화법은 '고환의 온도가 높으면 정자 수가 줄어들고 정자가 줄어들면 정력도 줄어든다. 그러므로 고환과 성기의 온도를 낮춰주면 정자 수가 늘고, 그만큼 성적인 능력도 늘어난다' 는 언뜻 그럴싸한 논리가 보충 설명으로 붙습니다. 분명 정자는 열에 약합니다. 고환에 주름이 잔뜩 잡힌 것도 열을 효과적으로 발산하여 정자 생산을 쉽게 하기 위함입니다. 그러니 남자의 사타구니를 차게 식혀주면 정자 수가 늘어난다는 데까지는 나름대로 일리가 있다고 볼 수 있습니다.

그러나 실제로 사타구니에 찬물을 끼얹는 것이 정력 증강 효과가 있느냐를 묻는다면 'No'라고 대답할 수밖에 없겠습니다.

우선 정력이 세다는 것이 무엇을 의미하는지부터 생각해 봐야 합니다. 남성의 정력이란 섹스시에 발기된 상태를 얼마나 오래 유지할 수 있는가 하는 지속력과 일단 사정을 한 뒤에 얼마나 빨리 발기되어 다시 섹스를 할 수 있느냐 하는 재발기 능력으로 크게 나누어 볼 수 있습니다. 둘 다 성기의 발기와 관련된 사항임을 알 수 있습니다. 그런데 발기란, 물렁한 스펀지와 같은 성기 안으로 혈액이 몰려들어감에 따라 일종의 충혈(充血) 상태가 되면서 단단하게 일어서는 것을 말합니다. 정자는 성기 속의 사정관과 요도를 통해 밖으로 배출될 뿐이지, 발기를 일으키는 스펀지 부분 - 해면체에는 들어가는 일도 없고 나가는 일도 없습니다. 결국 숫자가 많든 적든 간에 정자는 발기와 아무 관계가 없는 것입니다.

정력 - 발기력을 강화하고 싶다면 제대로 알고 실천해야 합니다. 발기에서 중요한 것은 정자가 아니라 성기의 혈액 순환입니다. 무작정 찬물을 끼얹어 대는 것은 혈액순환에 큰 도움을 주지 못합니다. 혈액 순환을 위해서는 찬물만 쓸 것이 아니라 따뜻한 물을 함께 쓰는 냉온법이 좋습니다. 냉온법이란 더운 물에 몸을 담가 따뜻하게 해 준 다음에 차가운 물로 차갑게 식혀 오그라들게 만들고, 충분히 식었으면 다시 더운 물에 들어가는 방법입니다. 결국 목욕탕에서 온탕과 냉탕을 오가는 방법과 별로 다를 바가 없다고 볼 수 있는데, 정력 증강 효과를 보려면 매일 네댓 번씩 반복해야 효과를 볼 수 있습니다.

Point

정력 - 발기에서 중요한 것은 정자가 아니라 성기의 혈액 순환입니다. 무작정 찬물을 끼얹어 대는 것은 혈액순환에 큰 도움을 주지 못합니다. 혈액 순환을 위해서는 찬물만 쓸 것이 아니라 따뜻한 물을 함께 쓰는 냉온법이 좋습니다.

성기에 손대면
나이 들어 고생한다?

굳이 프로이트의 정신분석학을 끌어들이지 않더라도 성기라는 기관은 인간에게, 특히 남성에게는 단순한 신체의 일부분 이상의 의미를 갖습니다.

예를 들어, 팔 길이가 남보다 얼마나 길거나 짧은지에 대해 관심을 갖는 사람은 거의 없지만 바지 속에 들어가 있어서 보이지도 않는 성기의 길이나 모양에 대해 크건 작건 간에 관심을 두지 않는 사람은 단 한 사람도 없다고 해도 과언이 아닌 것입니다.

그러한 관심은 생활이 윤택해지고 질 높은 인생을 추구하게 됨에 따라서, 병에만 걸리지 않으면 된다는 단순한 건강의 영역에 만족스러운 섹스라는 한 단계 높은 목적이 추가됨에 따라 더욱 높아지고 있습니다.

그런데 성과 성생활에 대한 관심이 높아지기는 했지만 아직 우리 주변의 인식은 그런 것을 드러내 놓고 말하기를 꺼려하는 상태에 머물러 있습니다. 성에 대한 부분을 쉬쉬 하다 보니 정체불명의 약이나 미심쩍은 건강법을 팔아먹는 장사꾼들이 나타나는 부분도 성에 관련된 분야가 많습니다. 성기에 '칼'을 대면 나이 먹어서 고생한다는 소문 또한 수술에 대한 막연한 두려움과 장사꾼들의 횡포로 인한 것이라 할 수 있습니다.

남성들을 대상으로 하는 불법 성기 확대술은 사이비 의료인들이 저지른 대표적인 해악인데, 의사도 아닌 사람이 플라스틱이나 파라핀, 바셀린 등의 이물질을 무책임하게 성기에 주입하는 통에 피부는 물론 성기 자체가 썩어서 돌이킬 수 없는 상태에 빠지는 경우마저 간혹 있었습니다. 이러한 음성적 행위에 대한 부작용이 확대수술 자체에 대한 부정적인 이미지를 만든 것입니다. 그러나 실제 의료 현장에서는 의학적으로 안전이 검증된 실리콘이나 저장 진피, 또는 자신의 조직을 이용하여 안전을 보장하고 있습니다. 제대로 된 수술을 받는다면 나이를 먹더라도 성기에 특별한 부작용은 일어나지 않는 것입니다.

또한 최근의 남성 수술에서는 미용적 측면도 염두에 두어, 보기에 혐오스럽지 않게, 티 나지 않게 자연스러운 형태를 만들어줌으로써 여러 사람에게 알몸을 드러내게 되는 사우나에 가더라도 남의 눈을 꺼릴 일이 없어졌습니다.

성기 확대술은 엄연한 의료, 치료 과정입니다. 성기 확대술의 대상을 말하자면, 실제로 평균치보다 왜소한 음경을 가지고 있어서 정상적인 성생활이 어려울 것으로 예상되는 음경 왜소증인 경우와 정신적인 원인으로 인한 경우로 크게 나눠 볼 수 있습니다.

음경 왜소증은 발육 과정에 있어서 음경에 문제가 있거나 선천적 원인에 의해 성년이 되어서도 정상적인 크기로 자라지 못한 경우를 말하는데, 해부학적으로는 성기의 길

Point

음경왜소 콤플렉스로 인해 부부 관계나 대인 관계에 영향을 미칠 수도 있습니다. 만일 그런 상황에 빠진다면 정신의학적인 면을 감안하여 부끄럽게 여기거나 망설일 이유 없이 치료를 받아야 하겠습니다

이가 4cm 이하일 때를 말합니다. 이런 경우에, 성장기 단계에서 이상을 발견했다면 성장 단계에 따라 호르몬 요법을 사용하여 정상 발육을 유도하는 방법을 사용하는데, 그런 사례는 매우 드물다고 하겠습니다.

보통 성기 확대술은 발기해도 길이 4cm 이하인 선천적 음경 왜소증 환자를 대상으로 하기보다는 정상적인 크기의 성기를 가졌는데도 스스로 성기가 작다고 고민하는 신경증 환자에게 더 많이 시술됩니다. 고민을 지닌 당사자가 아니라면 성기 확대술이 공연한 낭비로 비칠 수도 있겠지만, 당사자에게는 분명 치료가 필요할 수 있습니다. 아무리 신체적인 이상이 아니라 하더라도 스스로 자신의 성기가 작다고 믿는다면 이는 심각한 음경왜소 콤플렉스로 이어질 수 있으며, 그로 인해 성생활에 장애가 생겨 간접적으로 부부 관계나 대인 관계에 영향을 미칠 수도 있기 때문입니다. 만일 그런 상황에 빠진다면, 섹스나 성기가 지닌 정신의학적인 면을 감안하여 부끄럽게 여기거나 망설일 이유 없이 치료를 받아야 하겠습니다.

성기에 시행하는 수술이라고 해서 불안감을 느낄 수도 있지만, 발달된 의료 기술 덕분에 수술 자체는 그리 까다롭지 않아서 입원이 불필요한 경우가 대부분입니다. 자신의 성기에 불만을 느끼는 사람이라면 정체불명의 약품이나 건강법을 좇을 것이 아니라 비뇨기과 전문의를 찾아 상담을 해봄이 바람직하다고 하겠습니다.

출산 뒤에 느낌이 달라졌다?

크기와는 별 상관이 없다고 아무리 의사나 전문가가 말하더라도 아무래도 남성들은 성기의 크기에 민감한 것 같습니다. 자신의 성기는 물론이고 파트너인 여성의 크기에도 까다로운 사람마저 있습니다. 자신의 것은 크고, 여성의 것은 작기를 바라는 것입니다.

그런데 여성의 '크기' 란 남성의 것처럼 목욕탕에 가면 눈에 띄는 것이 아니어서, 여성 자신도 잘 알 수 없는 부분입니다. 흔히 남성에게 적합한 여성의 크기 – 질의 사이즈는 손가락이 두 개 정도 들어가는 크기라는 말이 있습니다. 이 정도의 크기라면 남성의 성기 삽입이 어렵지 않으면서도 피스톤 운동을 할 때에도 기분 좋은 마찰을 느낄 수 있다고 합니다. 그러나 이것은 어디까지나 주관적인 것으로, 실제로 테크닉이 좋거나 성감이 좋은 여성이라면 실제 질의 지름과는 상관없이 충분한 만족을 주고받는 것으로 알려져 있습니다.

그런데 출산 이후에 분명히 아내의 질이 넓어져서 예전과 같은 느낌이 들지 않는다고 호소하는 경우가 있습니다. 여기에는 몇 가지 이유가 있습니다.

　여성의 질은 수축력이 매우 높아서 출산할 때에는 아이의 머리가 통과할 정도로 늘어나지만 출산 후에는 성관계에 아무 지장이 없을 정도로 수축이 되는 것이 정상입니다. 그러나 난산이나 반복된 출산으로 회음부 주위의 근육이 이완되고 탄력을 잃으면 질이 조이는 압력이 예전보다 조금은 떨어지게 됩니다. 물론 대개는 질 운동으로 예전과 같은 상태를 되찾을 수 있지만, 회복이 되기 전에는 아내의 몸에 익숙한 남편이라면 '예전과 다르다' 는 느낌을 받을 수도 있습니다.

　다른 이유로, 출산 이후의 여성은 성감이 높아지는 경우가 많다는 점을 들 수 있습니다. 성감이 높아지면 성적 흥분에 따라 애액의 분비가 많아지는데, 예전과 다르게 애액의 분비가 많아지면 그만큼 마찰력은 떨어지게 됩니다. 마찰력이 줄어듦으로써 남녀 모두 '덜 조이는 듯' 느낄 수 있는 것입니다.

　이유가 무엇이든 간에, 섹스라는 것은 결국 서로의 심리적인 부분이 크기 때문에 질의 조임이 예전과 같지 않은 듯하다는 느낌이 들어 남편이 만족하지 못하거나 여성 자신이 불감증이 된다면 곤란한 일입니다. 그래서 '이쁜이 수술' 이라고 부르는 질 성형수술로 적극적인 문제 해결에 나서는 것도 한 방편이 될 수 있습니다. 이 수술은 질 회음부를 성형하여 분만으로 인해 이완된 질 입구뿐만 아니라 질내 근육의 기능까지 고려하여 분만 전보다 더 나은 느낌을 갖도록 해 줍니다. 물론 수술이 만능은 아니므로, 수술 후에는 질 운동(케겔 운동)을 꾸준히 하여 질 근육의 수축력을 증가시켜야 보다 좋은 효과를 얻을 수 있습니다.

Point

섹스라는 것은 결국 서로의 심리적인 부분이 크기 때문에, 질의 조임이 예전과 같지 않은 듯하다는 느낌이 들어 남편이 만족하지 못하거나 여성 자신이 불감증이 된다면 곤란한 일입니다.

문란하면
자궁암에 쉽게 걸린다?

자궁은 전체적으로 호리병 모양을 하고 있습니다. 이중 공 모양에 가까운 중심 부분은 아이가 잉태되어 자라는 부분이고, 그 아래로 길고 가늘게 이어지는 끝이 질 쪽으로 돌출되어 있습니다. 이 부분을 자궁 경부라고 하는데, 질 쪽에서 보면 가장 안쪽이 자궁 경부의 일부라고 생각하면 됩니다.

이러한 구조의 자궁에 걸리는 암으로서 자궁경부암과 자궁체부암(내막암)이 있습니다. 이중 자궁경부암은 우리나라 여성들에게 발생하는 가장 흔한 암 중 하나입니다. 가장 흔할 뿐 아니라 검진 방법도 상당히 간단하여 일상적인 산부인과 진찰시에도 관찰이나 검사가 가능하기 때문에 많은 여성들이 조기 검진에 관심을 기울이는 질환이기도 합니다.

그래서 그런지 섹스를 너무 즐기면, 혹은 문란한 성생활을 하면 자궁암에 걸리기 쉽다는 속설도 널리 퍼져 있는 것 같습니다.

결론부터 말하자면, 자궁암 전체가 아니라 자궁경부암에 한해서라면 그 속설에는 분명 일리가 있습니다.

자궁경부암의 발생 원인은 '휴먼 파필로마 바이러스(HPV)'가 가장 유력한 것으로 알려져 있습니다. 그리고 이 바이러스는 성 접촉으로 감염됩니다. 다시 말해 성 접촉이 많을수록 감염 확률도 높아진다고 할 수 있습니다. 같은 원리로, 어린 나이부터 섹스를 시작하면 그만큼 자극을 받는 횟수가 많아지므로 암 발생 확률 또한 높아지는 것으로 알려져 있습니다. 그 외에도 자주 파트너가 바뀌는 문란한 성행태를 가지거나 문란한 성행위를 하는 상대를 섹스 상대로 둔 경우, 위생적이지 못한 성생활 등등도 자궁에 좋지 않은 자극을 주게 되므로 자궁경부암에 걸릴 확률을 높인다고 볼 수 있습니다.

물론 자궁경부암의 원인은 그 외에도 흡연, 호르몬제의 복용, 기타 바이러스의 감염 등 여러 복합적인 환경 요인이 작용합니다. 또한 면역 기능의 저하나 암 유전자 및 암억제 유전자 등도 암의 발생에 관련이 있을 것으로 여겨지고 있습니다.

한편, 자궁암 중 하나인 자궁체부암은 임신이나 출산 경험이 없는 여성일수록 발병 확률이 높은 것으로 통계적으로 알려져 있습니다. 이러한 통계는 자궁체부암은 임신을 하지 않았을 정도로 섹스 경험이 적은 사람이 잘 걸린다거나, 적어도 섹스 경험의 많고 적음과 자궁체부암의 발생과는 직접적인 관계가 없음을 의미합니다.

그러나 문란한 성관계로 인해 걸릴 수 있는 질병이 비단 자궁암뿐만이 아니라는 점을 상기한다면, 건강을 위해서라도 적절하고도 건강한 섹스를 추구해야 할 것입니다.

Point

문란한 성행위, 그런 사람을 섹스 상대로 둔 경우, 위생적이지 못한 성생활 등등은 자궁에 좋지 않은 자극을 주게 되므로 자궁경부암에 걸릴 확률을 높인다고 볼 수도 있습니다.

콘돔만 쓰면 안전하다?

생명을 위협하는 에이즈가 만연하게 되면서 콘돔은 안전한 섹스의 상징물로 자리잡게 되었습니다. 그리하여 여성들도 당당하게 남성에게 콘돔의 사용을 권하고 있으며, 남성들도 콘돔의 사용을 당연한 것으로 받아들이게 되었습니다. 에이즈뿐 아니라, 각종 성병의 예방에 콘돔만큼 확실하고 간단한 방법이 없는 것은 사실입니다.

그러나 콘돔을 너무 믿어서는 곤란합니다. 콘돔이 섹스 중에 파손되거나 벗겨지는 사고가 있을 수도 있거니와 오랄 섹스로도 옮는 성병이 있기 때문입니다.

예를 들어 여성의 불임 등 심각한 합병증을 일으킬 수 있는 클라미디아균은 성기끼리의 직접적인 접촉이 없는 상태에서도 전염될 수 있는 병균으로, 섹스 중의 분비물이 눈이나 손에 닿은 것만으로도 전염될 수 있습니다.

또한 임질 중에서 구강 인두 임질이라는 성병은 성 접촉뿐만 아니라 키스나 오랄 섹스로도 전염되어 입안이나 목구멍에 염증을 일으킵니다. 미국의 통계를 보면 전체 임질 환자 중에서 남자는 3~7%, 여자는 10~20%가 이 구강 임질 환자인 것으로 알려져 있습니다. 구강 임질에 걸린 사람 중 90% 이상은 아무런 증상을 느끼지 못할 뿐 아니라, 성기에서는 임질균이 발견되지 않지만 구강 안에서는 균이 발견되는 경우마저 있어서 알지 못하는 사이에 임질을 퍼뜨릴 수도 있는 것입니다.

감염자와의 성적 접촉이나 혈액에 의하여 전염되는 에이즈 또한 일상생활 중에서는 전염되는 일이 없지만 입이나 목구멍 안, 혹은 그 주위에 상처나 염증이 있는 상태에서 오랄 섹스를 하는 경우에는 안전하다고 장담할 수가 없습니다. 만일 입 속에 사정하는 행위까지 이르면 에이즈의 감염 위험도 훨씬 높아지게 됩니다.

그 외에 삽입 성교나 오랄 섹스를 나누지 않더라도 단순한 성기 접촉이나 마찰, 혹은 애무로도 전염되는 성병들이 있습니다. 음부나 질, 자궁, 회음부(음부와 항문사이), 항문에 물집이 생기면서 가려움이나 통증을 일으키는 음부포진이라는 병이 있는가 하면 성기나 항문주위에 닭벼슬 모양으로 사마귀가 번지는 곤지름이라는 병도 있는 것입니다.

가장 효과적인 예방 수단이라고는 하나 모든 성병의 예방이 콘돔 하나만으로 이루어지는 것은 결코 아닙니다. 더구나 직접적인 삽입 행위 직전에야 콘돔을 착용하는 방법으로는 예방율이 많이 떨어집니다. 애무나 오랄 섹스시에도 콘돔을 착용하는 것이 바람직하며, 무엇보다도 건전한 성생활이 성병 예방에 가장 중요하다고 하겠습니다.

운동과 약으로
거물을 만든다?

　이왕이면 '큰 것'이 좋지 않겠느냐는 것이 모든 남성들의 생각입니다. 그래서 동서고금의 사람들은 언제나 성기를 크게 만들 수 없을까 하는 데 골몰해 왔다고 해도 과언이 아닙니다.

　성기 확대 방법 중에서 가장 오래된 것을 들자면, 물리적인 확대법이라고 할 수 있습니다. 성기에 돌이나 쇠뭉치 같은 무거운 물건을 달아 놓으면 페니스의 힘도 키우고 잡아늘이는 효과를 볼 수 있으리라는 믿음으로 비롯된 방법입니다.

　그러나 성기는 근육 조직이 아닙니다. 따라서 웨이트 트레이닝 같은 운동을 아무래 해도 성기가 커지는 일은 생기지 않습니다. 더욱이 성기는 인체의 주요하고도 섬세한 장기의 하나로서, 많은 혈관과 신경이 자리하고 있기 때문에 함부로 잡아당기거나 하면 돌이킬 수 없는 상처를 입을 수도 있으니 주의해야 합니다.

　음경확대 펌프라는, 진공의 효과를 빌어 강제로 성기 안의 혈관을 팽창시키는 방식으로 성기의 크기를 키운다는 기구가 통신 판매 등을 통해 판매가 되고 있는데, 이는 원래 발기부전 치료를 위한 의료기구의 하나로 개발된 것으로서 정상적인 사람의 음경을 크게 하는 데에는 효과가 없습니다. 더구나 허가 받은 의료기구 제조업체가 아니라 성 보조기구 등을 만드는 회사에서 함부로 만든 불량 기구는 혈관 손상을 일으켜 오히려 발기부전에 빠질 수도 있으니 주의해야 합니다.

화학적인 방법도 있습니다. 약을 복용하거나 크림 형태로 된 것을 바르면 성기가 커진다는 제품들이 시중에 나와 있습니다. 그러나 이 것은 엄밀히 말해서 약품이 아니라 단순한 건강보조식품이나 미용제품일 뿐으로, 애초에 약효 운운할 대상이 아닙니다. 이러한 제품은 주로 혈액 순환을 촉진하는 효과를 지닌 허브 등의 생약 성분을 함유한 것으로, 몸에 나쁠 것이야 없겠지만 이런 제품으로 성기가 커지리라 기대한다면 참으로 어리석은 일이라고 할 것입니다. 약물로 사람의 세포나 조직을 키우는 일은 현대 의학에서 불가능한 것으로 판명된 일이기 때문입니다.

최근에는 중국이나 동남아에서 만들어진 정체불명의 제품도 있는데, 이것들에는 중독을 일으킬 수 있는 성분이나 불순물이 포함될 수 있으므로 절대 피해야 합니다.

그렇다고 성기의 크기를 키우는 방법이 아주 없는 것은 아닙니다. 성기 확대를 위한 유일한 방법은 수술입니다. 외과적 수술로 성기의 크기를 키우거나, 원한다면 줄일 수도 있는 것입니다. 수술시에는 인체에 대한 안전성이 확인된 실리콘이나 저장 진피, 또는 자신의 조직을 이용하며, 이러한 수술은 의학적으로 부작용이 없는 것이 확인되어 폭넓게 시행되고 있습니다.

조루는 병이 아니다?

크기나 모양, 혹은 발기에도 아무 문제가 없는데 실제 섹스가 시작
되면 몇 분이 지나지 않아 끝나는 경우가 있습니다. 상대 여성이나 남
성 본인에게 그처럼 허무하고 당황스러운 일은 또 없을 것입니다. 이
러한 조루가 어쩌다 한 번이라면 몰라도 성행위 때마다 반복된다면,
원인이 생리적인 것이든 정신적인 것이든 간에 서둘러 치료를 받아야
할 병임에 분명합니다.

얼마 이상을 버티지 못하면 무조건 조루라고 정의하는 의학적인 규
정은 없습니다. 하지만 대체로 질내 삽입 후 5분 이내에 사정을 하는
경우에는 본인이나 상대 모두 불만을 느낄 것이므로 보통 조루라고
판단하게 됩니다.

과거에는 조루를 단순히 심리적인 문제로 치부하여 성경험이 늘어
나면 자연히 치유되는 것으로 생각하였으나, 과학적인 연구 결과를
통해 그저 성경험을 늘린다고 조루 증상이 치유되는 것은 아니며 조
루를 일으키는 원인 또한 개개인에 따라 다름이 밝혀진 바 있습니다.

또한 통계에 의하면 고학력자일수록, 도시에 사는 사람일수록 조루 현상을 겪는 빈도가 높은 것으로 나타나 있습니다.

조루의 원인이 다양한 만큼 전문의의 도움은 반드시 필요합니다.

비뇨기과에서 이루어지는 조루 치료법은 대략 다음과 같습니다.

1) 약물 복용

써트랄린, 프로작 등 항우울제 계통의 약을 복용하던 환자들은 사정이 잘 되지 않는다는 부작용을 조루증의 치료에 응용한 방법입니다. 심리적 원인에 의한 조루증의 치료에 효과적이어서 젊은 나이의 환자들에 주로 사용됩니다.

70% 정도의 효과를 보이지만 약물 복용을 중단하면 조루가 재발하는 경우가 많습니다.

2) 스프레이 · 연고 사용

병원에 가지 않고도 쉽게 구입할 수 있기 때문에 널리 쓰이는 방법입니다.

리도케인류의 국소마취제를 함유한 스프레이제나 연고를 성기에 바름으로써 감각을 무디게 만들어 조루를 예방하는 것인데, 간단하면서도 어느 정도 효과를 인정받고 있습니다. 그러나 장기간 사용함에 따라 점차 그 효과가 떨어지는 경향이 높으며, 약 사용을 중단하면 재발 확률이 높습니다.

3) 주사 요법

발기를 돕기 위해 스스로 주사를 놓는 발기유발제는 사정 후에도 발기를 지속시켜 줍니다. 때문에 파트너가 만족할 수 있을 만큼 성관계를 유지할 수 있으므로 조루증을 지닌 사람에게 심리적 자신감을 주는 효과를 볼 수 있습니다.

발기력이 저하됨에 따라 이차적으로 조루가 생기는 중장년층 환자들에게는 발기력 향상과 조루 치료라는 이중 효과를 거두게 하는 장점을 가진 치료법입니다.

4) 바이오 피드백 및 전기자극 치료

사정을 일으키는 요소 중 국소 감각신경보다 근육을 조절하는 자율신경이 더욱 중요하다는 발상에서 출발한 치료법입니다. 전립선과 정낭 주위의 회음부 근육에 대한 전기자극으로 수축과 이완을 조절할 수 있도록 훈련하는 방법입니다.

미국의 대학병원이나 유럽의 성 전문 클리닉에서 활발히 연구 시도되는 치료법으로서, 우리나라에서도 일부 비뇨기과가 시행하고 있습니다.

5) 수술적 요법

- 음경 배부 신경 절제술

조루증을 보이는 환자 중 일부는 귀두의 감각이 다른 사람에 비해 유난히 예민하다는 데에 착안하여 신경의 일부를 절제하는 방법입니다. 신경의 일부만 절제하므로 귀두 감각을 떨어뜨릴 뿐 다른 부위에는 전혀 영향을 주지 않는 안전한 수술입니다.

- 진피지방이식술

원래 진피 이식은 음경의 확대를 위해 시행하는 방법이지만, 이 수술을 받은 사람 중 약 30%는 사정 시간이 길어지는 효과를 보기도 합니다.

　조루 치료를 위해서는 음경배부신경 절제술과 동시에 시행하는 경우가 많은데, 성기의 크기에 대한 자신감의 상승에 따른 심리적 효과도 일조를 하는 것으로 보입니다.

6) 행동요법

　고전적인 치료 방법으로서, 조루의 원인은 절대적으로 심인성이라는 설을 기초로 고안되었습니다. 자위행위를 하여 사정 직전까지 갔다가 사정 전에 멈추는 연습을 자꾸 하면 실제 성행위시에도 사정 직전에 멈출 수 있다는 이론을 바탕으로 하는데, 장시간에 걸쳐 훈련을 해야 하고 효율도 그다지 높지 않아 점차 사라져 가는 치료법입니다.

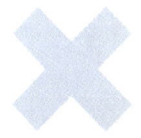

Point

어쩌다 한 번이라면 몰라도 성행위 때마다 조루가 반복된다면, 원인이 생리적인 것이든 정신적인 것이든 간에 서둘러 치료를 받아야 할 병임에 분명합니다

아무리 봐도 휘었다?

사람은 좌우대칭형이라고 하지만, 사실 완벽하게 좌우 대칭인 부분은 눈씻고 찾아볼래야 볼 수가 없습니다. 눈이든 팔이든 간에 잘 살펴보면 오른쪽과 왼쪽이 다른 경우가 대부분인 것입니다.

좌우 양쪽에 하나씩 있지 않고, 대칭선의 한 가운데에 자리잡은 코, 입, 그리고 성기의 경우에도 엄밀히 따지면 좌우가 다릅니다. 기계가 아닌 생물인 만큼 좌우가 좀 다른 것은 어찌 보면 당연한 일이고, 다소 좌우가 다르다고 해서 기능적으로 이상이 있는 것도 아닙니다.

그런데 간혹 자신의 성기가 왼쪽이나 오른쪽으로 너무 치우쳐 있거나 휘어져 있다고 하여 고민하는 남성을 보기도 합니다. 음경 만곡증이라는 증상이 그것입니다.

음경 만곡증은 선천적인 경우와 후천적인 경우가 있는데, 대부분은 선천성입니다. 선천적인 경우는 성기를 이루는 좌우측의 해면체가 불균형하게 발달함으로써 발생하는 것으로, 평상시에는 눈에 띄지 않다가 발기가 되면 뚜렷하게 표시가 납니다. 휘는 방향은 대부분의 경우

에는 아래쪽을 향하여 휘는데, 음경 만곡증을 보이는 사람의 약 20%
는 오른쪽으로나 왼쪽으로 휘기도 합니다.

후천적인 음경 만곡증은 대개 외부로부터 충격을 받아 생기는 것으
로서, 과도하거나 과격한 자위행위 및 성행위, 혹은 불의의 사고 등이
주요 원인이라 할 수 있습니다. 때때로 성보조 기구, 섹스 토이 등을
잘못 이용하여 생기는 경우도 있습니다.

선천적이든 후천적이든 간에 음경이 휜 정도가 심하면 그 휜 각도
나 방향에 따라 성행위를 할 때 삽입이 어렵고, 삽입이 되더라도 상대
방이 통증을 느낄 수도 있습니다. 어떤 경우에는 발기시에 본인이 통
증을 느끼기도 합니다. 이렇게 되면 성생활 자체를 기피하게 되고, 남
보기에 부끄럽다는 생각으로 정신적 스트레스를 받기도 합니다.

음경 만곡증 중 일부는 자연적으로 제 모양으로 돌아오는 경우도
있지만, 그렇지 않으면 병원에서 치료를 받아야 합니다. 초기라면 약
물 치료로 효과를 볼 수도 있으나, 그렇지 않다면 수술로 교정하게 됩
니다.

음경 만곡증을 고치는 수술은 음경의 해면체를 둘러
싸고 있는 백막의 일부를 절제한 다음 재봉합하는 방법
으로서, 경험이 있는 비뇨기과 전문의라면 비교적 간단
하게 마칠 수 있는 시술입니다.

물론 성생활에 별다른 불편을 느끼지 않는다면 자신
이 보기에 좀 휘어 있는 것처럼 보인다고 꼭 치료를 받
을 필요는 없습니다.

부록

자가 건강진단

자가 건강진단의 의미는
자신의 건강 상태에 늘 관심을 갖자는 데 있습니다. 몸에 작은
이상이라도 느껴지면 지체없이 의사를 찾도록 합시다.

과로 자가진단

　사람의 몸은 아주 민감한 부분까지 반응하기에 그 자체로 건강을 체크하는 기계라고 비유할 수 있습니다. 영양분이 필요하면 배고픔을 느끼게 하고, 피로한 상태가 되면 충분한 수면과 휴식을 취하게 만들지요. 그런데 만약 그 요구가 충족되지 않으면 몸은 점차 이상 증세를 나타내게 됩니다.

　최근의 심각한 경제난, 구조조정, 명예퇴직 등의 암울한 현실 속에서 수많은 직장인들은 육체적으로나 정신적으로 축적된 피로를 회복하지 못하고 과로상태에 놓여 있습니다. 일시적인 피로는 잠시 휴식을 취하는 것만으로도 없앨 수 있지만 만성피로는 일종의 질병 같은 것이어서 쉽게 치유하기가 어렵습니다. 만일 이런 상태가 계속되면 우리 몸은 더 이상 감당할 수 없는 지경이 되고, 심하면 과로사에 이를 수도 있습니다. 과로하지 않도록 평소에도 주의를 기울이도록 합시다.

■ 평가 방법

최근에 증상을 느낀 적이 있으면 심하지 않았더라도 체크합니다.
너무 오래 전에 있었던 일을 기억해낼 필요는 없습니다.

■ 평가 문항

체크	증 세	해당부위
☐	가슴이 공연히 뛰고 맥이 끊기거나 심장이 멎는 듯한 느낌을 받는다	심 장
☐	스트레스를 받으면 가슴이 답답해진다	
☐	간혹 가슴이 아파온다	
☐	숨이 막혀 가슴이 답답하다	호 흡 기
☐	작은 방에 갇힌 듯한 기분에 사로잡히곤 한다	
☐	숨을 내쉬기가 어려울 때가 있다	
☐	때때로 머리가 멍하고 현기증이 난다	혈 관 계
☐	두통이 심하다	
☐	목과 어깨가 자주 결린다	신 경 계
☐	귓속에서 소리가 나곤 한다	
☐	눈이 피곤해 잠시 일손을 멈추는 일이 잦다	
☐	손발이 떨리고 뒤틀리거나 힘이 빠진다	

☐	마음이 안정되지 않아 안절부절못한다	정 신 피 로
☐	공연히 불안해진다	
☐	즐거운 일이 전혀 없다	
☐	숙면을 취하지 못하고 자주 깬다	
☐	직장을 쉬고 싶다	
☐	직장을 옮기고 싶다	
☐	모든 일에 싫증이 나고 귀찮다	
☐	사람들과의 대화가 싫다	
☐	죽고 싶다	
☐	혼자 살고 싶다	
☐	눈 주위가 아프다	전 신 피 로
☐	눈앞이 깜깜해지곤 한다	
☐	날벌레가 날아다니는 것처럼 보이곤 한다	
☐	몸이 늘어지곤 한다	
☐	아침에 몸이 무겁다	
☐	종일 자도 피로가 풀리지 않는다	
☐	출근길이 힘들어서 돌아가 쉬고 싶다	
☐	때때로 출근하기가 싫다	
☐	가끔 왼쪽 어깨나 팔, 턱이 아프다	
☐	발걸음이 무겁다	
☐	밥맛이 없다	
☐	체중이 현저히 줄었다	
☐	아랫배가 아플 때가 있다	
☐	변비와 설사가 되풀이된다.	
☐	입이 마른다	
☐	목이 쉰다	
☐	눈꺼풀이 떨린다	
☐	어깨가 결린다	

■ 평가

자신에게 해당되는 항목이 10개 이상이면 가벼운 과로상태, 20개 이상은 중증 과로상태로 볼 수 있습니다. 만약 30개 이상의 결과가 나왔다면 지금 당장 충분한 휴식과 치료가 필요합니다.

과로는 건강을 유지하기 위한 신체의 자동반응이며, 휴식이 필요하다는 일종의 경고로 볼 수 있습니다. 과로를 막기 위한 근본적인 해결책은 평소의 생활태도와 습관을 전면적으로 바꾸는 일입니다.

우선 업무를 긍정적인 자세로 대하거나 그것이 절대로 불가능하다고 생각될 때는 적성에 맞는 직업 또는 직종으로 바꿀 것을 권합니다.

업무의 연장선상에서 자주 갖게 되는 술자리는 되도록 1차로 간단하게 끝내고 일찍 귀가하여, 다음날 아침에 상쾌한 기분으로 일어나도록 노력합니다. 조금만 시간을 조정해 여유롭게 출퇴근하는 것도 좋겠습니다.

과로로 인해 생겨난 피로를 회복하기 위한 핵심적인 3대 요소는 휴식과 영양, 수면이라고 할 수 있습니다. 특히 휴식은 심신의 긴장을 완화시키는 데 큰 도움이 되는데, 한 번에 오래 쉬기보다는 같은 시간을 나누어 쉬는 것이 유익합니다. 휴일만 되면 온종일 낮잠만 자거나 TV에만 매달려 있는 사람들은 오히려 자신의 피로를 가중시킬 우려가 있습니다.

무엇보다 과로를 피하기 위해 가장 필요한 것은 경쟁 위주, 성취 지향형 삶의 방식을 피하고 자족적인 삶에 가치를 두는 자세라고 하겠습니다.

성인병 자가진단

경제발전에 따라 식생활이 풍족해지고 서구적 생활양식이 보편화되면서 사람들은 뜻하지 않은 질환들을 접하게 되었습니다. 이른바 생활습관병이라고도 불리는 성인병이 그것입니다.

성인병의 범주에 포함되는 대표적인 질환들로는 고혈압, 고지혈증, 동맥경화증, 당뇨병 등이 있는데, 최근에는 한 사람이 여러 가지 성인병을 동시에 앓고 있는 경우가 많아졌습니다.

음주, 흡연, 비만, 스트레스, 잘못된 식생활 등 여러 가지 요인이 복합적으로 작용해 나타나는 성인병은 병의 원인이나 발병 시기가 불분명한 것이 특징입니다. 자각 증상이 전혀 없을 정도로 서서히 진행되다가 주로 40대 이후에 갑작스레 모습을 드러내는 것입니다.

그러나 성인병은 생활습관을 개선하고 조기 치료에 힘쓰면 그 피해를 최소화할 수 있습니다.

몸의 작은 변화에도 관심을 기울이도록 합시다.

■ 평가 방법

〈표 1〉의 항목에 대하여 '그렇다'는 2점, '보통이다'는 1점, '아니다·모르겠다'는 0점을 줍니다.

채점이 끝나면 각 점수를 〈표 2〉의 항목 번호 밑 괄호에 옮겨 적습니다.

가로 방향으로 10개 항목 점수를 모두 더해 합계란에 기록합니다.

■ 평가 문항

〈표 1〉 건강 점검항목 채점표

	질 문	그렇다 (2점)	보통이다 (1점)	아니다· 모르겠다 (0점)
1	사소한 일에도 화가 난다			
2	계단을 급히 올라갈 때 숨이 차곤 한다			
3	최근에 식욕이 왕성해졌다			
4	온몸이 쉽게 나른하고 피로하다			
5	눈이 피로하거나 침침해지곤 한다			
6	매운 것을 좋아하고 김치 한 가지로만 밥을 먹을 때가 있다			
7	왼쪽 가슴이 조이는 듯 아플 때가 있다			
8	단 것을 많이 먹고 싶어진다			
9	설사와 변비가 자주 일어난다			
10	이제까지 쓰고 있던 노안경이 필요 없어졌다			
11	갑자기 일어서면 현기증이 나거나 기분이 나빠질 때가 있다			
12	먹기를 좋아하며 자주 먹는 편이다			

	질 문	그렇다 (2점)	보통이다 (1점)	아니다· 모르겠다 (0점)
13	뭔가 하고 싶은데 의욕이 나지 않아 고민이다			
14	식욕이 없고 구역질이 나는 때가 있다			
15	눈동자가 희뿌옇게 보인다는 소리를 들은 적이 있다			
16	심한 두통이 며칠 동안 계속되는 때가 있다			
17	담배를 하루 한 갑 이상 피운다			
18	갈증이 나 물을 자주 마신다			
19	오른쪽 윗배 부근에 둔한 통증을 느끼곤 한다			
20	전등에 무지개가 걸린 듯이 보이는 수가 있다			
21	혀가 굳어져 말이 잘 안 나오는 경우가 있다			
22	커피를 하루 여섯 잔 이상 마신다			
23	종기가 자주 생기고 잘 낫지 않는다			
24	오줌색이 짙고 암갈색을 띠는 때가 많다			
25	눈동자가 평소와 달리 녹색으로 보인다			
26	손발이 경련을 일으킬 때가 있다			
27	잔걱정으로 초조한 때가 많다			
28	성욕이 감퇴하고, 여성인 경우 생리가 불순해지는 때가 흔하다			
29	가슴, 볼, 위쪽 팔등에 붉은 혈관 알갱이가 보이고 혈관이 거미줄처럼 퍼져 보인다			
30	최근 시력이 자꾸 떨어지고 있다			
31	구역질과 구토를 가끔 한다			
32	바빠서 운동 같은 것은 거의 안 한다			
33	밤에 쥐가 나는 때가 있다			

	질 문	그렇다 (2점)	보통이다 (1점)	아니다· 모르겠다 (0점)
34	남성인데 유방이 부풀고, 여성은 생리가 멎곤 한다			
35	눈앞에 파리 같은 것이 날아다니는 듯이 보일 때가 있다			
36	여름에도 손발끝이 냉한 편이다			
37	새벽녘에 숨이 답답해져 잠을 깨곤 한다			
38	남들보다 화장실을 자주 가는 편이다			
39	손바닥이 얼룩얼룩 붉어져 있다			
40	눈앞에 뿌연 안개 같은 것이 보인다			
41	최근 일어난 일이 잘 생각나지 않는 때가 있다			
42	소변이 잘 나오지 않고 한밤중에 3회 이상 화장실에 간다			
43	손발이 찌르는 듯한 아픔을 느끼는 때가 있다			
44	피부와 안구가 노랗게 황달이 생긴다			
45	눈이 피로해서 세밀한 작업은 질색이다			
46	사람과 만났을 때 예전의 건강 얘기를 자주 한다			
47	가슴이 두근거리고 귀가 울리는 때가 있다			
48	친족 중에 당뇨병 환자가 있다			
49	복부 팽만감을 느낀다			
50	눈이 몹시 아프고 두통과 구역질이 날 때가 있다			

〈표 2〉 진단 평가표

〈표 1〉 항목 번호										점수 합계	평가					관련 증상
											낮다 (1)	약간 낮다 (2)	보통 (3)	약간 심하다 (4)	심하다 (5)	
1 ( )	6 ( )	11 ( )	16 ( )	21 ( )	26 ( )	31 ( )	36 ( )	41 ( )	46 ( )		0~3	4~6	7~11	12~15	16~20	뇌졸증, 동맥경화
2 ( )	7 ( )	12 ( )	17 ( )	22 ( )	27 ( )	32 ( )	37 ( )	42 ( )	47 ( )		0~2	3~7	8~12	13~16	17~20	심장병, 고혈압
3 ( )	8 ( )	13 ( )	18 ( )	23 ( )	28 ( )	33 ( )	38 ( )	43 ( )	48 ( )		0~2	3~6	7~10	11~15	16~20	당뇨병
4 ( )	9 ( )	14 ( )	19 ( )	24 ( )	29 ( )	34 ( )	39 ( )	44 ( )	49 ( )		0~2	3~5	6~8	9~12	13~20	간 질환
5 ( )	10 ( )	15 ( )	20 ( )	25 ( )	30 ( )	35 ( )	40 ( )	45 ( )	50 ( )		0~1	2~3	4~7	8~12	13~20	백내장, 녹내장

■ 평가

'보통' 이하 범위에 속하면 그 증상을 조심할 필요는 있으나 현재는 그다지 걱정하지 않아도 좋습니다. '약간 심하다' 이상의 범위라면 의사의 정확한 진단을 받고 그에 대한 예방이나 치료를 시행할 필요가 있습니다.

〈표 2〉를 이용하여 성인병 진단 지수를 산출하는 방법은 다음과 같습니다.

평가란의 '낮다'는 1, '약간 낮다'는 2, '보통'은 3, '약간 심하다'는 4, '심하다'는 5로 정합니다. 이 기준에 따라 각 증상별로 자신의 테스트 결과에 해당하는 숫자를 모두 더해 4를 곱해줍니다.

예를 들어, 뇌졸중과 동맥경화가 '낮다(1)', 심장병과 고혈압이 '보통(3)', 당뇨병이 '심하다(5)', 간 질환이 '약간 낮다(2)', 백내장과 녹내장이 '낮다(1)'로 나왔다면 성인병 지수는 (1+3+5+2+1)x4=48이 됩니다.

〈성인병 진단 지수〉

20~36	현재로서는 성인병의 징후가 없다.
37~52	신체는 건강하나 특정 증상의 점수가 높지는 않은지 점검하고, 그 항목의 점수가 '보통' 이상이면 그 증상에 대해 주의한다.
53~68	성인병 지수는 보통이지만 건강하다고 볼 수는 없다. 식생활 개선과 적당한 운동으로 지수를 52 이하로 떨어뜨린다.
69~84	약간의 성인병 징후가 있다. 어느 증상이 무거운지를 살펴 적절한 진료를 받는다.
85~100	어떤 증상인가가 진행되고 있으므로 의사의 진단을 받고 치료에 전념할 필요가 있다.

정신건강 자가진단

간단한 음식 한 가지를 먹더라도 건강을 생각하는 것은 기본이며, 여가생활도 건강을 증대하는 방향으로 이루어지는 추세입니다.

안타까운 사실은 이러한 건강에 대한 높은 관심이 절대적으로 신체에만 집중되어 있다는 것입니다. 조금만 몸이 아프면 신경을 곤두세우면서도 정신과 마음이 멍드는 것에는 별 관심을 두지 않습니다. 하지만 몸이 아플 때는 비교적 빠르게 회복시킬 수 있을지 몰라도 마음은 그렇지 못합니다.

스트레스가 자신을 억누르면 그 원인을 없애든가 견뎌낼 능력을 키우든가 해소할 방법을 찾아야 하며, 우울증이 심하다면 병원에 찾아가 적극적으로 치료할 수 있어야 합니다.

정신이 건강해지면 삶에 활력이 생기고 인생의 소중한 가치를 느끼게 됩니다. 조금만 여유를 가지고 자신의 마음이 하는 이야기에 귀를 기울이도록 합시다.

■ 평가 방법

질문을 읽고 최근에 느꼈거나 경험한 것을 보기와 같이 '예' '어느 쪽도 아님' '아니오' 가운데 하나를 골라 표시해 둡니다.

너무 깊이 생각하지 말고 가벼운 마음으로 대답하면 됩니다.

〈보기〉

체크 항목	예	어느 쪽도 아님	아니오
매일 밤 잘 잔다	X	(X)	AB3

■ 평가 문항

체크 항목	예	어느 쪽도 아님	아니오
매일 밤 잘 잔다	X	X	AB3
식욕은 언제나 왕성하다	X	X	ABC3
현기증이 날 때가 있다	B3	B3	X
어딘지 모르게 피로하다	BD3	BD3	X
상쾌한 기분으로 잠을 깬다	X	BC	BC
어깨가 자주 결린다	ABD3	ABD3	X
동작이 어색하다	B3	B3	X
성적인 것에 흥미가 없다	A	X	X
말할 때 입안이 마르는 느낌이 든다	A	A	X
체중이 줄었다	C	C	X
하품이 자주 나온다	B	B	X
설사를 자주 한다	A3	A3	X
머리가 가끔 아프다	B3	B3	X
손발이 떨리곤 한다	BC3	BC3	X

체크 항목	예	어느 쪽도 아님	아니오
머리가 상쾌하다	X	X	BC
즐거운 기분으로 산다	X	X	ABC
간단한 것을 기억할 수가 없다	BC	X	X
장래 희망을 가지고 있다	X	CD	CD
사물에 흥미가 솟아나지 않는다	C	C	X
의욕적이다	X	X	BC
인생무상이라고 느낀다	BCD	BCD	X
과거가 후회스럽다	BC	BC	X
고민하는 일은 없다	X	X	A
걱정되는 일이 있다	A	A	X
스스로 행복하다고 생각한다	X	X	C
스스로 매력이 없다고 생각한다	C2	C2	X
가끔 눈치가 없다	2	X	X
자신은 깔끔하고 정확하다	X	X	2
고독하다고 느껴진다	ACD2	ACD2	X
자신을 믿을 수 없었던 적이 있다	C	C	X
남과 말다툼하는 일은 별로 없다	X	A	A
남에게 호감을 사는 성격이다	X	X	2
남이 하라는 대로 한다	2	X	X
미적지근한 면이 있다	2	X	X
남에게 생각한 대로 말하지 못한 적이 있다	C2	C2	X
남과 이야기하다 화가 난 적이 있다	ABD	X	X
누구와도 친구가 될 수 있다	X	X	CD2
남과 협조하는 것이 잘 되지 않는다	D	D	X
남의 눈을 의식하지 않는다	X	X	ABD
어쩐지 사람을 만나고 싶지 않다	BC	BC	X
취미가 적다	CD4	X	X
작은 물건에 연연한다	CD	X	X
무슨 일을 할 때 긴장한다	ACD	X	X
좀처럼 결단을 내릴 수가 없다	ABC	ABC	X
어떤 일이라도 완벽하게 해야 맘이 놓인다	CD	X	X

체크 항목	예	어느 쪽도 아님	아니오
불가능한 일을 공상하곤 한다	B	B	X
집에서 TV를 지나치게 본다	AB	X	X
주말을 충실히 보내고 있다	X	X	BCD
담배나 술 혹은 간식 등이 늘었다	A	A	X
위장약 복용이 늘어난 것 같다	AB3	AB3	X
하는 일 이외에는 별로 관심이 없다	CD	CD	X
완고한 면이 있다	CD2	X	X
열등감을 갖고 있다	C2	C2	X
출세지향적이다	D	X	X
일에 열중한다	D	X	X
반 년 사이에 업무상 큰 변화가 있었다	A	A	X
하는 일이 순조롭게 진행되고 있다	X	X	AB1
일이 바쁘다	AB1	X	X
일이 즐겁다	X	X	B1
업무량이 많아 짜증난다	AB1	AB1	X
직장동료로부터 소외된 기분이다	AC1	AC1	X
출근하기 싫다	B1	B1	X
상사와 관계가 좋다	X	X	A1
귀가 시간이 번번이 늦는다	D5	X	X
일만이 인생의 목표는 아니다	X	D	D
스스로 유능하다고 생각한다	X	X	1
현재의 근로조건에 만족한다	X	X	1
일에 실수가 많다	1	1	X
자신은 무능하다	2	X	X
출퇴근 시간이 길다	4	X	X
일이 잘 안 되어 낙담하곤 한다	ACD1	ACD1	X
일하는 중에도 정신집중이 안 된다	AB1	AB1	X
일에 열중하기 쉬운 성격이다	D	X	X
동료들과 밤늦도록 술을 자주 마신다	D	X	X
귀가해도 일이 머리에서 떠나지 않는다	ABD	ABD	X

체크 항목	예	어느 쪽도 아님	아니오
반 년 사이에 질병 · 사고 등 큰일이 있었다	A1	A1	X
반 년 사이에 가족에게 병이나 사고가 있었다	A5	A5	X
가족과 같이 있어도 속이 편하지 않다	D5	D5	X
가정에 불화가 있다	D5	D5	X
가족끼리 속마음을 털어놓을 수 있다	X	D5	D5
가족을 소중히 여긴다 〔기혼자만 기입〕	X	BD5	BD5
가족에게 신뢰받고 있다	X	C5	C5
배우자가 잘 이해해준다	X	D5	D5
자녀교육에 걱정이 있다	B5	X	X
자녀들과의 대화가 적다	D5	X	X
이성교제할 기회가 적다 〔미혼자만 기입〕	B5	X	X
이성에 관심이 없다	D5	D5	X
이성교제에 약하다	C5	C5	X
실연으로 고민하고 있다	B5	B5	X
성에 관한 고민은 별로 없다	X	5	5
남녀 관계에 트러블이 있다	5	X	X
여가를 유효하게 보내고 있다	X	AD4	AD4
귀가하기 싫었던 적이 있다	D4	D4	X
장래의 경제여건은 안정적이다	X	X	4
좀더 충실한 정신생활을 하고 싶다	4	X	X
생활에 필요한 것은 충분히 있다	X	X	4
경제적으로 어렵다	4	X	X
자기 집이 없다	4	X	X
지역환경은 좋다	X	X	4
집주인이나 관리인, 이웃이 시끄럽다	4	X	X
저축액이 적다	4	X	X
사회에 불만이 없다	X	4	4
부모 모시기나 유산상속 등으로 고민하고 있다	5	X	X
병에 걸리기 쉬운 체질이다	3	3	X
체력에 자신이 있다	X	X	3

■ 평가

체크한 기호의 수를 아래의 합계표에 각각 기입합니다. 단, X는 계산하지 않으며 'AB3' 같은 경우는 A, B, 3에 모두 기입합니다.

그런 다음, 〈그림 1, 2〉 위에 그 숫자를 기입하고 도형을 만들어 자신의 정신건강상태나 걱정거리에 관한 대략적인 경향을 파악해 봅니다.

〈합계표〉

A	B	C	D	1	2	3	4	5	E(1~5의 합계)

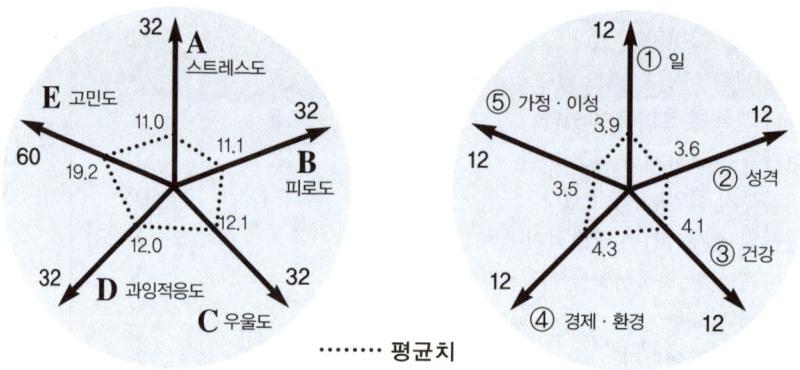

〈그림 1〉 정신건강도 체크표   〈그림 2〉 걱정거리 체크표

평균치를 벗어날수록, 그리고 도형의 모양이 불균형할수록 정신 건강에 문제가 있다고 할 수 있습니다. 원만하고 건강한 정신으로 돌리기 위해서는 쓸데없는 긴장을 제거하고 항상 유연한 마음자세를 유지하려는 자기훈련이 필요합니다.

읽기만 해도 몸에 좋은 **읽는**
비타민

초판 인쇄 2003년 11월 10일
초판 발행 2003년 11월 12일
지은이 한지엽
디자인 조희정
편집 홍제희
영업 최진호
기획 윤덕주
발행 (주)엔북

(주)엔북
우) 110-280 서울 종로구 원서동 228 볼재빌딩 7층
http://www.nbook.seoul.kr
전화 02-745-1815~6
팩스 02-754-1011
메일 **goodbook@nbook.seoul.kr**

등록 제300-2003-161호
ISBN 89-89683-24-6 03510

값 9,500원